叩问疾病解密健康科普丛书

河南省医学会组织编写

丛书主编 刘章锁 王 伟

神经内科疾病100问

本册主编 滕军放

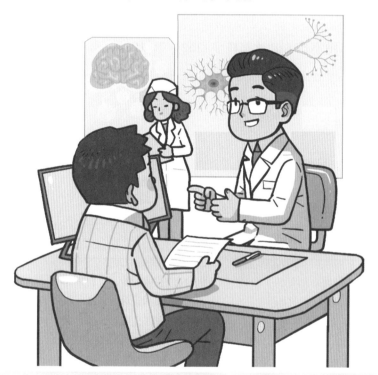

郑州大学出版社

图书在版编目 (CIP) 数据

神经内科疾病100问 / 滕军放主编 . — 郑州 : 郑州大学出版社 , 2021.11
（叩问疾病　解密健康科普丛书 / 刘章锁，王伟主编）
ISBN 978-7-5645-7964-7

Ⅰ . ①神… Ⅱ . ①滕… Ⅲ . ①神经系统疾病 – 诊疗 – 问题解答
Ⅳ . ① R741-44

中国版本图书馆 CIP 数据核字 (2021) 第 121406号

神经内科疾病100问
SHENJING NEIKE JIBING YIBAIWEN

策划编辑	韩　晔　李龙传	装帧设计	曾耀东	
责任编辑	陈文静　吕笑娟	插图设计	耀　东　鹏　程	
责任校对	张彦勤	责任监制	凌　青　李瑞卿	

出版发行	郑州大学出版社有限公司	地　　址	郑州市大学路 40 号 (450052)	
出 版 人	孙保营	网　　址	http:// www. zzup.cn	
经　　销	全国新华书店	发行电话	0371-66966070	
印　　刷	河南文华印务有限公司			
开　　本	710 mm × 1 010 mm　1 / 16			
印　　张	10.25	字　　数	197 千字	
版　　次	2021 年 11 月第 1 版	印　　次	2021 年 11 月第 1 次印刷	

书　　号	ISBN 978-7-5645-7964-7	定　　价	39.00 元	

编写委员会

名誉主编　阚全程

主　　编　刘章锁　王　伟

编　委（以姓氏笔画为序）

于建斌　王广科　刘宏建　刘章锁
孙同文　李修岭　谷元廷　宋永平
张凤妍　张守民　张国俊　张祥生
张瑞玲　陈小兵　郑鹏远　赵洛沙
秦贵军　高　丽　郭瑞霞　黄改荣
曹选平　董建增　滕军放

秘　书　刘东伟　潘少康

办公室

主　　任　王　伟

副主任　崔长征　胡建平

牵头单位　河南省医学会
　　　　　河南省医学会医学科学
　　　　　普及分会第四届委员会

本册编写委员会

神经内科疾病100问

主　　编　滕军放　郑州大学第一附属医院
副 主 编　曾进胜　中山大学附属第一医院
　　　　　谢　鹏　重庆医科大学附属第一医院
　　　　　于生元　中国人民解放军总医院
　　　　　陈晓春　福建医科大学附属协和医院
　　　　　唐北沙　中南大学湘雅医院
　　　　　高　林　郑州大学第一附属医院

编　　委（以姓氏笔画为序）

丁雪冰　郑州大学第一附属医院
王玉平　首都医科大学宣武医院
王佳伟　首都医科大学附属北京同仁医院
王雪晶　郑州大学第一附属医院
邓文静　郑州大学第一附属医院
朱红灿　郑州大学第一附属医院
朱遂强　华中科技大学同济医学院附属同济医院
刘　军　上海交通大学医学院附属瑞金医院
刘金玲　郑州大学第一附属医院
孙中武　安徽医科大学第一附属医院
李文娟　郑州大学第一附属医院

本册编写委员会

位亚敏　郑州大学第一附属医院
沈　璐　中南大学湘雅医院
张　齐　郑州大学第一附属医院
张丽娜　郑州大学第一附属医院
张颖冬　南京医科大学附属南京医院
邵慧杰　郑州大学第一附属医院
苗　旺　郑州大学第一附属医院
罗本燕　浙江大学医学院附属第一医院
岳培建　郑州大学第一附属医院
赵性泉　首都医科大学附属北京天坛医院
贾延颉　郑州大学第一附属医院
邓文静　郑州大学第一附属医院
倪　俊　中国医学科学院北京协和医院
郭　力　河北医科大学第二医院
曹秉振　中国人民解放军联勤保障部队九六〇医院
崔　璨　郑州大学第一附属医院
彭　斌　中国医学科学院北京协和医院
蔡晓杰　北京医院
管阳太　上海交通大学医学院附属仁济医院
樊东升　北京大学第三医院
潘速跃　南方医科大学南方医院

前言

在浩瀚的医学知识海洋里，尚有许多未知的、不能解释的医学现象，原因在于生命的进化有了亿万年的时光，而医学尤其是西医才只有短短的几百年，想要用几百年的知识去解释亿万年的生命进化，恐怕远未所及。鉴于此，我们从科普的角度初步解释日常所见的神经系统问题，为广大读者提供身体健康的指导。

神经系统疾病复杂多样，病情变化快。在疾病的早期，症状缺乏特异性、难以被及时发现，或者即使被发现了，也往往被认为是偶然现象或者伴随现象，甚至认为是年龄问题而被忽视，如短暂性脑缺血发作、头痛、痴呆等。从科普角度，使广大读者能早期识别症状，提前预防与处理，是本书的出发点。

面对复杂的难以理解的神经系统疾病，编写一本既能"写得清"，又能"看得懂"的神经科医学科普丛书，实属对编者的一大挑战。为此，我们邀请了国内各知名院校的知名专家，他们既有广博的知识内涵，又有丰富的临床经验，为本书的编写工作夯实了基础。

为编写本书，我们开展了多次调研工作，广泛征求意见和建议。对患者及家属来说，在面对疾病时，他们想从医生那里第一时间获取准确的疾病的诊断与治疗措施。由于缺乏医学背景知识，短时间内无法理解专业的医学知识，心中的疑惑难以完全解决；对于临床医生来说，由于繁重的临床工作，他们没有足够的时间与患者及家属沟通，无法完全解决患者及家属的疑惑。为此，我们从实际工作出发，按照从患者角度问，医生的角度答的方法，深入浅出地解决患者就诊中可能遇到的常见问题。所以，本书也可作为一本神经科就诊的指导书。如果本书对读者能够提供帮助，我们将倍感荣幸。我们虽尽力而为，但仍不免会有瑕疵与纰漏，也恳请广大读者提出宝贵意见和建议，使本书不断完善。

最后，非常感谢参加编写本书的各位专家和教授，感谢他们在繁忙的临床工作之余，牺牲自己宝贵的休息时间来撰写本书。同时，也要特别感谢出版社的各位编辑老师，他们默默无闻地为本书的编写与出版做了大量烦琐细致的工作。

滕军放

2021年6月

目 录

一、神经内科常识问答

二、脑血管病的前因后果

三、中枢神经系统感染

四、癫痫

五、锥体外系与变性疾病

六、肌肉类疾病

七、脱髓鞘疾病

神经内科常识问答

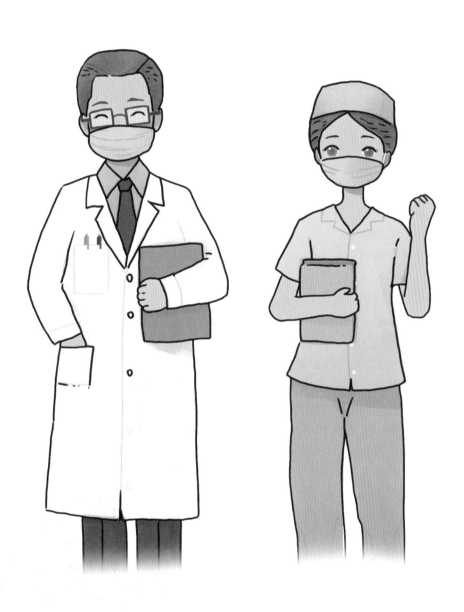

1   傻傻分不清的"神经病""精神病"

在日常的生活当中，人们常常傻傻分不清楚"精神科""神经内科"和"神经外科"，甚至经常会因此闹一些让人啼笑皆非的笑话。

某天，张先生因为头晕、头疼在某医院神经内科就诊。听说张先生去医院看病了，亲戚朋友们都非常关心，纷纷询问张先生在哪个医院哪个科住院，方不方便去探视。但当得知张先生住的是神经内科后，刚才还热心询问的亲朋好友心里不免有些犹豫："神经内科？张先生得的是神经病啊？那还方便去探病吗？"还小声嘀咕着，"平时看上去挺正常的啊？怎么会有……神经病呢？"

这里就出现了这种让人有些哭笑不得的误解。在口语中，有时候说一个人是"神经病"通常是骂人的话，说某个人脑子有问题。实际上很多人是把"精神病"和"神经病"混为一谈了。事实上，"神经病"和"精神病"是两个不同的概念，专业领域称为精神障碍和神经系统疾病。"神经病"并不等同于"精神病"。

"精神疾病"是指在生物学、心理学及社会环境因素影响下人的大脑功能失调，导致认知、情感、意志行为等精神活动出现不同程度障碍的疾病，严重时可影响患者正常的学习、工作和生活。常见的精神疾病有神经衰弱、强迫症、抑郁症、精神分裂症等。这类患者大多需要到精神心理科，或者专门的精神病院就诊。而"神经病"是指神经系统发生的器质性病变。指发生于中枢神经系统、周围神经系统、自主神经系统的疾病，多以感觉、运动、意识、自主神经功能障碍为表现，需要到神经内科或者神经外科就诊。常见的神经系统疾病包括脑出血、脑梗死等脑血管病；阿尔茨海默病等变性病；病毒性脑炎、化脓性脑膜炎等中枢神经系统感染性疾病。

神经系统疾病的表现多种多样，取决于病变部位和性质的不同，可以表现为不同的神经系统缺损症状或刺激症状。通常来说，常见的神经系统疾病症状可包括肢体的无力、不自主抽动、麻木、疼痛及各种感觉异常；口角歪斜、言语不清或不能、吞咽困难、饮水呛咳；头晕、头痛；视物不清或重影；大小便潴留或失禁；意识障碍、认知功能障碍、性格改变、胡言乱语、记忆力减退等。由于神经系统疾病的表现可以多种多样，当出现上述常见症状时，建议到神经内科或神经外科就诊。

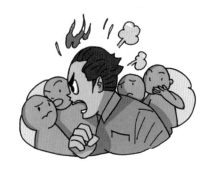

2 神经内科常用的检查手段有哪些？

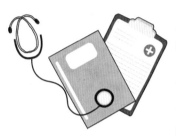

医生靠什么诊断疾病？大夫怎么从纷杂的临床症状中筛选出有用的信息，精确诊断疾病、对症下药？

众所周知，中医诊断靠望、闻、问、切，而西医除了细致地询问病史，还需要各种各样的检查手段。神经科常用的检查手段，包括详细的体格检查，以及各种先进而详尽的实验室化验还有影像学检查。其中体格检查，通常依靠的是医生扎实的理论知识和临床技能来开展和操作，通过对患者症状体征的全面排查来定位疾病对应的神经系统的部位。而实验室化验和影像学检查，更多的是依托于日益发展的影像学检查技术和实验室检验技术。

神经科常用的影像学检查技术，包括：①CT（计算机断层扫描术）或磁共振。检查方便、安全，对多种中枢神经系统疾病的诊断、鉴别诊断具有重要意义。需要注意的是，CT对出血性病变的显示更为敏感，而磁共振则对脑梗死、肿瘤、感染、炎症等多种病变有更好的辨别，两者并不完全能互相替代。②头颈部血管超声（颈动脉超声和经颅多普勒超声）。颈动脉超声科能客观检测和评价颈动脉的结构、功能状态和血流动力学情况，对缺血性脑血管病的诊断具有重要意义。③数字减影血管造影。可清晰显示脑血管形态、分布和位置。适用于颅内外血管性疾病。④脑电图。是脑生物电活动的检查技术，以了解脑功能状态，主要用于癫痫的诊断、分类和定位。⑤肌电图和神经传导速度。适用于脊髓前角细胞及以下病变的检查，主要用于周围神经、神经肌肉接头和肌肉病变的诊断。

与影像学大多是无创检查不同，实验室检验技术则大多都要通过有创操作来获取标本进行化验检查。①血液标本的化验：血液标本的化验在神经科疾病的诊断中通常不具有特异性，但一些特殊的检查仍对疾病的诊断及预防有重要作用。②腰椎穿刺术：是神经内科应用非常普遍的检查，对于某些神经系统疾病如中枢神经系统感染、蛛网膜下腔出血、脑膜癌及吉兰-巴雷综合征等疾病的诊断具有重要意义，并可了解颅内压，动态观察脑脊液变化以助判断病情、预后及指导治疗，还可注入药物治疗相应疾病等；③肌肉活检术：肌肉活检手术是从肌肉组织中取下小片样本以便对肌肉组织进行显微镜镜检和进一步的生化指标测试。这是一个局部麻醉下进行的"小"手术，通常用于诊断神经肌肉性疾病。

3 "老糊涂""健忘症""记忆力下降"是不是痴呆?

在大热剧《都挺好》中,倪大红老师饰演的苏大强让人影响深刻,而倪大红老师精彩演绎的正是一个神经内科较为常见的疾病——阿尔茨海默病,又称"老年痴呆"。

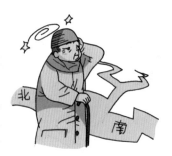

痴呆是多种高级皮层的功能紊乱,涉及记忆、思维、定向、理解、计算、判断、言语和学习能力等多方面。最常见的痴呆症种类是老年痴呆症(即阿尔茨海默病)。老年人上了年纪,记忆力下降十分明显,常常会被人们称为"老糊涂"。不过可不要以为只要"记忆力下降"就是老年痴呆。健忘症和老年痴呆是有本质上的区别的。让我们回顾倪大红老师的精彩表演,就能总结出老年痴呆常见的症状,从而与健忘、记忆力衰退相区别。①情绪变化:健忘老人基本保持既往正常的性格特征;而痴呆老人的情感世界则变得"与世无争",或表现为明显的性格改变,暴躁易怒,偏执倔强。②生活能力:健忘老人虽会记错日期,但仍能进行基本的日常生活活动,能够料理自己的生活;而痴呆老人随着病情加重,则逐渐丧失生活自理能力。③认知能力:健忘老人对时间、地点、人物关系和周围环境的认知能力无明显变化;而痴呆老人却丧失了识别周围环境的认知能力,分不清上下午,不知季节变化,不知身在何处,甚至会迷路。④思维变化:健忘老人对记忆力下降相当苦恼,为了不致误事,常记个备忘录;而痴呆老人毫无烦恼,思维越来越迟钝,言语越来越贫乏,反应迟缓。是否语言丰富、幽默,是区别生理健忘和痴呆的重要标志之一。

在日常生活中,从以下几点着手,可以预防、延缓健忘和痴呆的发生。

(1)防治可引起老年痴呆症的疾病 心脑血管疾病是导致老年痴呆症的主要病因之一,控制血压、血糖、血脂,预防动脉硬化发生。

(2)保护脑功能 老年人应及早开始脑的锻炼,如培养工作以外的生活爱好,能够以轻松的态度从事活动,如果能够找到一起分享的同伴更佳。保持乐观情绪。

(3)加强锻炼 进行一些自己喜爱的、力所能及的体育运动,如慢跑、游泳、爬山、广场舞、太极等活动。注意智力和身体机能方面的训练。

(4)起居饮食要有规律 多食用高蛋白、高不饱和脂肪酸、高维生素、低脂肪、低盐食物。戒烟、戒酒。

4 痴呆的分类

给你 3 秒，你会做什么？看一下手机，打个哈欠 …… 但就在这短暂的 3 秒，世界上就会多一位老人陷入阿尔茨海默病的困扰，又有一个家庭面临记忆丧失带来的烦恼。《世界阿尔茨海默病流行病学报告》数据显示，每 3 秒钟就发生 1 例老年痴呆，我国约有 1 000 万痴呆患者，其中 50%～60% 是阿尔茨海默病患者。所以世界卫生组织将 9 月 21 日定为"世界阿尔茨海默病日"。痴呆的病因很多，阿尔茨海默病只是其中的一种，通常将痴呆的病因分为中枢神经系统变性病痴呆和非变性病痴呆。

（1）分类

1）变性病痴呆：如阿尔茨海默病、额颞叶痴呆、路易体痴呆、帕金森病（PD）伴发的痴呆。

2）非变性病痴呆：

◎脑血管疾病相关性痴呆。

◎占位性病变（如肿瘤、慢性硬膜下血肿、慢性脑脓肿等）相关性痴呆。

◎中枢神经系统感染（如脑膜脑炎、神经梅毒、艾滋病等）相关性痴呆。

◎脑外伤后相关性痴呆。

◎正常压力性脑积水引起的痴呆。

◎内分泌代谢障碍相关性痴呆，比如库欣综合征、高胰岛素血症、甲状腺功能低下、垂体功能减退、低血糖、肝功能衰竭、肾衰竭、电解质紊乱、维生素缺乏。

◎中毒、缺氧相关性痴呆（酒精、重金属、一氧化碳、某些药物、严重缺氧等）。

（2）治疗　首先应明确病因，针对病因治疗。如为神经变性病所致，治疗尚无特效药，以改善认知和对症治疗为主。虽然部分益智药（如胆碱酯酶抑制剂）短期内能改善患者接受新事物的能力，延缓痴呆的进一步加重，但其长期疗效仍有待观察。如为非变性病痴呆，要尽早去除病因，改善预后。

（3）预后　变性病痴呆多呈进行性加重，患者几年之内丧失独立生活能力，多死于肺部感染和营养不良。部分非变性病痴呆患者，如能及时就诊、尽早发现、及早治疗，预后相对较好。

5 "昏迷" "植物人" "脑死亡" 的区别是什么?

昏迷是神经科急危重症常见症状，有些人认为昏迷就等于植物人，也有些人认为植物人就是发生脑死亡了。其实这一观点是错误的，昏迷、植物人和发生脑死亡还是有区别的，预后也大不相同。

（1）**昏迷** 是完全意识丧失的一种类型，是临床上的危重症。昏迷的发生，提示患者的脑功能发生了严重障碍。主要表现为完全意识丧失，随意运动消失，对外界的刺激的反应迟钝或丧失，但患者还有呼吸和心跳。而昏迷并非是不可逆转的，部分疾病如果能得到及时并且合理有效的治疗，患者还是可以恢复意识的。

（2）**植物人** 植物人就是患者没有意识，像植物一样不能自由活动，脑死亡者已经不能自主呼吸，但植物人还可以自主呼吸。植物人的大脑皮质功能丧失，使患者呈严重意识障碍或者昏迷，但脑干仍具有功能，机体仍可以吸收营养，并可利用这些能量维持身体的代谢，包括呼吸、心跳、血压、体温等。脑电图不像脑死亡一样呈直线，而是呈杂散的波形。植物人甚至有一些本能的反射，如咳嗽、打哈欠、打喷嚏等。植物人的思想、情感和有目的的活动均丧失，只能躺床上由别人照顾。有些植物人对听觉刺激有反应，所以少许植物人能被亲人唤醒。植物人状态持续超过数月，大部分脑功能损伤不可逆转，时间越长，意识恢复的可能性越小。

（3）**脑死亡** 脑死亡的概念来源于法国学者提出的昏迷过度，后来因为昏迷过度导致人恢复的可能性很低，就将昏迷过度改为脑死亡。目前医学上对于脑死亡的定义是：虽有心跳但无自主呼吸，深度昏迷，脑干及脑干以上中枢神经系统永久性地丧失功能，最终必然会死亡。脑死亡等于真正的死亡，这已经是世界的基本共识。脑死亡是不可逆转的，患者不可能再清醒过来。然而在中国，虽然医学界认可脑死亡的概念并且应用于临床，但是中国法律并没有为脑死亡立法。脑死亡概念得不到法律承认，这就意味着，即便患者已经处于脑死亡状态，医院也不能撤下治疗措施。目前，医学界和法律界还是公认心电图呈直线才能宣布临床死亡。

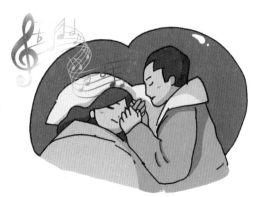

6 "抽筋""抽动""抽搐"是一回事吗?

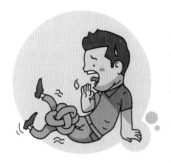

我们在日常生活中，经常会遇到肌肉抽动、肢体抽搐、抽筋的情况。有些人并不能很好地区分这些状况，并且担心这样的状况到底是不是一种病理状态？自己到底是不是得了某种疾病？下面让我们来了解"抽筋""抽动"和"抽搐"到底是一回事吗？

抽筋又称肌肉痉挛，是一种肌肉自发的强直性收缩，较为常见。多因受到肌肉附近的刺激所引起。发生在小腿和脚趾的肌肉痉挛最常见，发作时疼痛难忍，可持续几秒到数十秒之久。可发生于全身各个部位。局部性原因如腓肠肌（即小腿肚处的肌肉）痉挛，常由于剧烈运动、工作疲劳或胫部剧烈扭拧引起，往往在躺下或睡觉时出现。抽动是一种不随意的、突然发生的、快速的、反复出现的、无明显目的的、非节律性的运动或发声。抽动不可克制，但在短时间内可受意志控制。包括以下几种。①简单运动抽动：突然的、短暂的、没有意义的运动，如眨眼、耸鼻等；②复杂运动性抽动：稍慢一些的、持续时间稍长一些的、似有目的的动作行为，如咬唇、刺戳动作、旋转、跳跃、模仿他人动作、猥亵动作等；③简单发声抽动：突然的、无意义的发声，如吸鼻、清咽、犬吠声等；④复杂发声抽动：突然的、有意义的发声，如重复特别的词句、重复自己或他人所说的词或句、秽语等。

抽动障碍是儿童、青少年中较为常见的一种障碍。该障碍多起病于3~10岁，其中4~7岁为最多。主要临床表现为简单运动抽动，通常局限于头、颈、上肢，少数可出现简单发声抽动。抽动持续时间不超过1年。病因尚未完全明确，其中，以发声与多种运动联合抽动障碍的病因研究最多。该障碍病因复杂，可能是遗传因素、神经生理、神经生化及环境因素等相互作用的结果。

抽搐是指四肢、躯干与颜面部骨骼肌非自主的强烈收缩或舒张，可引起关节运动和强直，甚至窒息。抽搐的发生机制目前尚未完全清楚，可能与运动神经元的异常放电、低血钙等因素有关。常见于癫痫、脑膜脑炎、脑出血、脑梗死、脑寄生虫、低钙血症等疾病。各种急性脑病综合征，例如高血压脑病、甲状腺功能亢进症性脑病、酒精戒断等也可引起抽搐。抽搐可能是某种神经系统疾病的首发症状，也有可能是原因不明的癫痫的表现，需到医院进行专业的诊治。

7 "神经衰弱" "亚健康" "癔症" 是病吗?

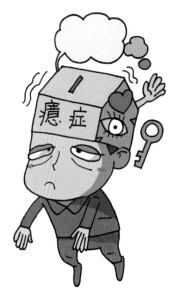

"神经衰弱"是以精神和躯体功能衰弱症状为主,精神易兴奋,脑力易疲劳,常伴情绪紧张、烦恼及紧张性头痛和睡眠障碍等心理生理症状为特征的一类神经症性障碍。神经衰弱是由躯体、心理、社会和环境等诸多因素引起的一种整体性疾病。孤僻、胆怯、敏感、多疑、急躁或遇事容易紧张,拥有这些性格特点的人可为神经衰弱的易感人群。患者可以表现为衰弱症状,如感到精力不足、萎靡不振,或脑力迟钝、肢体无力、困倦思睡、注意力不能集中,工作效率显著下降。也可以表现为兴奋症状,如回忆和联想增多。在神经衰弱的治疗中,主张以心理治疗为主,主要调整情绪,力争心态平衡,加之体育锻炼、理疗。心理治疗是治疗神经衰弱的基本方法。规范的心理治疗、行为治疗辅以药物治疗可有较好的疗效。

亚健康是指人体处于健康和疾病之间的一种状态。处于亚健康状态者,不能达到健康的标准,表现为一定时间内的活力降低、功能和适应能力减退的症状,但不符合现代医学有关疾病的临床或亚临床诊断标准。导致亚健康的主要原因有:饮食不合理、缺乏运动、作息不规律、睡眠不足、精神紧张、心理压力大、长期不良情绪等。临床表现多种多样,躯体方面可表现为疲乏无力、肌肉及关节酸痛、头昏、头痛、心悸、胸闷、睡眠紊乱、食欲减退等;心理方面可表现有情绪低落、心烦意乱、焦躁不安、急躁易怒、恐惧胆怯、记忆力下降等;社会交往方面可表现为不能较好地承担相应的社会角色,工作、学习困难,不能正常地处理好人际关系、家庭关系等。

"癔症"是一类由明显精神因素如重大生活事件、内心冲突、情绪激动、暗示或自我暗示,作用于易病个体所导致的以解离和转换症状为主的精神疾病。癔症是一种典型的心因性疾病。有易感素质者遇较轻刺激易发本病,其性格的主要特点为:表演性人格特征;文化水平低,迷信观念重;自我中心性;高度的暗示性;丰富的幻想性;青春期或更年期的女性,较一般人更易发生癔症。

预防癔症的发生,要注意养成健康良好的个性。良好个性的养成,应从儿童青少年做起,健康和谐的家庭教育环境是十分关键的。

8 失眠的危害有哪些?

旅馆寒灯独不眠，客心何事转凄然。

故乡今夜思千里，愁鬓明朝又一年。

这首高适的《除夜作》描述了旅人在孤独的旅馆、凄冷的灯光下，因思乡而迟迟不能入眠的情景，也生动地描绘了失眠的情景及危害。

失眠是指睡眠时间和（或）质量不足并影响日间社会功能的一种主观体验。常表现为入睡困难、睡眠质量下降和睡眠时间减少，记忆力、注意力下降等。影响患者日间生活及工作。常见于阻塞型睡眠呼吸暂停低通气综合征、抑郁症、焦虑症、神经衰弱、更年期综合征等疾病。心理、生理、遗传、环境、生活习惯、药物等因素也可引起失眠。

睡眠不足是对人体健康的一种潜在威胁。失眠的人，由于长期处于睡眠不足状态，严重引起感知方面变化，如视野变化、幻视、免疫功能降低、消化功能和性功能减退、记忆力下降、脾气变得暴躁、性格改变，也会诱发高血压、冠心病、脑卒中、糖尿病等，并导致女性皮肤干燥、月经失调等疾病。而比失眠本身更可怕的是担心失眠，对失眠的恐惧心理会使失眠的治疗更困难。保持一个平和的精神状态很重要。失眠是指3周以上的睡眠障碍，且专指那种呈现睡眠不足的睡眠障碍，如入睡困难、早醒等，使患者严重感觉睡眠不足，自觉疲劳、头昏、精神不振。

在失眠的治疗中，心理治疗是很重要的一环。通过解释、指导，使患者了解有关睡眠的基本知识，减少不必要的预期性焦虑反应。同时可通过行为治疗，教会患者入睡前进行放松训练，加快入睡速度，减轻焦虑。药物治疗和一些特殊的物理治疗也可作为辅助来缓解失眠的症状。首先需要建立信心，安排规律生活，保持适度运动，睡前饮食适度，放松心情，设计安静卧房、适当的床品，构建一个更为舒适、适合睡眠的环境。同时，要做到睡床单纯化，养成睡床只供睡眠用的习惯，不在床上看书，不在床上打电话，不在床上看电视。需要注意的是，不少人对酒产生误解，误认为饮酒有助于睡眠。固然，酒后容易入睡，但因酒所诱导的睡眠不易持久，酒气一消，容易清醒，醒后就很难入睡。而且酗酒者容易导致更严重的窒息性失眠。

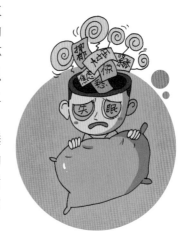

9 你的"打呼噜"需要治吗？

"打呼噜"是一种普遍存在的睡眠现象，夜晚睡眠期间上呼吸道内气流通过时冲击咽黏膜边缘和黏膜表面分泌物引起振动而产生呼噜声；打呼噜可使睡眠呼吸反复暂停，造成大脑缺氧，诱发各种心脑血管疾病。

"打呼噜"常由两方面的疾病因素引起：①气管阻塞性的疾病（主要）。②中枢性神经系统的疾病。

阻塞型睡眠呼吸暂停低通气综合征是最常见的睡眠呼吸疾病。是由于睡觉的时候反复发生气管的狭窄或阻塞，出现"打呼噜"、呼吸暂时停止和白天极度瞌睡的症状，成人发病率为4%~7%，男性发病率高于女性，发病率随年龄增高而增加。

病因及危险因素有：①年龄。②男性。③肥胖及脖子比较粗。④鼻子和咽喉部的疾病或者气管存在狭窄或阻塞。⑤长期大量饮酒或者服用安眠药之类的药物。⑥内分泌疾病。如甲状腺功能减退或者四肢末端异常粗大。⑦家族的遗传体质和遗传疾病也明显影响这个病的发生和发展。

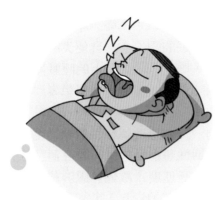

阻塞型睡眠呼吸暂停低通气综合征对机体的损害主要是呼吸暂时停止和通气较少引起的血中氧气的含量较少和二氧化碳的含量较多，可造成血液循环的压力增高、心脏失去正常的搏动节奏、心脏射血功能的严重低下、慢性肾脏功能受到损害、慢性大脑缺氧等，严重时可出现呼吸又急又快，甚至在睡眠中发生猝死。长时间的缺氧还可造成血液中红细胞数量增多，血液变稠，促进动脉发生硬化，从而导致冠心病和脑卒中。

临床表现：最常见的症状是打呼噜，并伴有呼吸暂时停止，呼噜声不规律，有时高有时低，有时可完全中断，严重者睡觉时可被憋醒，醒后出现心慌、气短等。此外睡眠过程中还可出现一些不正常的行为，如周期性肢体抽动、夜游、说梦话等。在仔细询问睡眠史时，患者说常常睡眠不好，如多次夜间惊醒、睡眠不连续、喘不上气、夜间排尿次数增多等，但多数患者进入睡眠状态比较容易。早晨起来时感头昏，白天劳累、又困又无力，容易在开会、听课、晚间读书、看报或看电视时睡觉。

10 都是酒精惹的祸

酒精，化学名为乙醇。由过量饮酒而致的酒精中毒是一种常见疾病，可引起全身各脏器的代谢与功能异常。根据病程及起病快慢可分为急性酒精中毒、慢性酒精中毒两种类型。

急性酒精中毒是指由于短时间摄入大量酒精或含酒精饮料后出现的中枢神经系统功能紊乱状态。急性酒精中毒包括单纯醉酒和病理性醉酒。单纯醉酒是因一次大量饮酒引起的急性中毒反应，症状的严重程度及持续时间与饮酒者血液酒精含量和酒精代谢速度及对酒精的耐受性有关；病理性醉酒被认为是具有特异性体质的个体对酒精的过敏反应。急性酒精中毒的患者，可出现精神、行为和意识异常，如话多、易怒；面色潮红或苍白；眼部充血；心率加快；头昏、头痛；步态不稳；动作笨拙；言语含糊；视物模糊及重影；恶心、呕吐；重者可昏睡甚至昏迷、休克、呼吸循环衰竭、猝死等。可严重影响神经系统和肝脏，导致精神障碍、肝癌等，影响患者正常工作和生活。甚至可能并发重症胰腺炎、横纹肌溶解后病程迁延，造成死亡。

日常生活中，轻症酒精中毒者可适当吃一些含糖较多的食品，鼓励患者多饮水、多排尿。护理上要做好患者的安全防护，躁动或行为激越时给予适当的保护性约束，防止意外发生，注意保暖。意识不清者侧卧体位，防止呕吐、误吸，防止受凉和中暑。中、重度急性酒精中毒者需尽快至医院进行催吐、洗胃、血液净化等治疗。

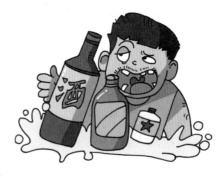

长期饮酒可导致许多脏器如肝、胆囊、心肌的损害，酒精还可以使记忆力下降，出现各种精神症状。饮酒所致的社会问题也不少，如家庭不和、夫妻感情破裂、人际关系紧张等，慢性酒精中毒也是导致自杀的一个因素。慢性酒精中毒所致躯体障碍的表现多种多样，长期饮酒可造成消化、循环、呼吸、泌尿、血液等全身各系统脏器不同程度的损害，增加感染的机会，引起机体抵抗力下降。酒精中毒性脑病多见于长期大量饮酒的男性，发病隐匿，主要特点是早期常焦虑不安、头痛、失眠、乏力等，逐渐出现智能衰退、记忆力下降和人格改变。

慢性酒精中毒治疗的重点是戒酒。但长期饮酒造成的脑损伤有些是不可逆的，只能阻止和延缓其进展。治疗中给予叶酸、维生素 B_{12}、辅酶 A 等。

11 你是我一生的"痛"——头痛！

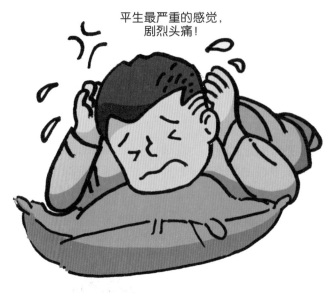

平生最严重的感觉，
剧烈头痛！

头痛是很常见的临床症状，一生中从未发生过头痛的人不超过总人群的2%。

头痛分为3大类：原发性头痛；继发性头痛；脑神经痛、中枢和原发性颜面痛及其他头痛。下文仅介绍原发性和继发性头痛。

（1）原发性头痛 顾名思义，即可以排除其他疾病所致头痛，是一种独立疾病，主要包括偏头痛、紧张性头痛、丛集性头痛、三叉神经性头痛、其他类型原发性头痛。原发性头痛常反复发作，部分可能伴随一生。

原发性头痛中以偏头痛最常见。偏头痛是一组反复发作的头痛疾患，无先兆的偏头痛常发作至少5次，先兆偏头痛发作次数大于2次方可诊断。慢性偏头痛则每个月均有发作，发作时间大于15天，持续至少3个月以上，也可以每月发作时间大于或等于8天，持续3个月以上。

丛集性头痛不同于偏头痛，可分为发作性丛集性头痛和慢性丛集性头痛。前者有明确的发作期和缓解期，呈丛集性发作，丛集期通常持续2～12周，之后有较长的缓解期，一般数月甚至数年。头痛发作常有规律地在同一时间出现，频率从隔日1次至每日发作数次，每次发作持续数十分钟至3小时。慢性丛集性头痛没有缓解期，或者缓解期时间较短，常少于1个月，发作持续1年以上。丛集性头痛的发作常有周期性，日周期节律多见，即头痛固定在每天的某些时刻发作，多在夜间，尤其是入睡后的1～2小时。有些头痛发作有年周期节律，即于每年的某些特定季节发作。

紧张性头痛，以往称为神经性头痛、功能性头痛等，是慢性头痛中最常见的一种，头痛可呈发作性或持续性。分为偶发性紧张性头痛、频发性紧张性头痛和慢性紧张性头痛。偶发性紧张性头痛常发作至少10次，平均每月发作小于1天，每年发作时间小于12天，每次头痛发作持续30分钟～7天。频

发性紧张性头痛则发作至少 10 次，平均每月发作时间 1～14 天，持续至少
3 个月，每年发作时间大于 12 天，但少于 180 天，每次头痛发作持续 30 分钟~
7 天不等。慢性紧张性头痛每次头痛发作持续数小时至数天，或长期持续无
缓解，每月平均发作时间大于 15 天，持续超过 3 个月，每年发作时间大于
180 天。

（2）**继发性头痛**　是常继发于某种疾病出现的一种头痛，比如头部外
伤后的头痛、脑出血后的头痛、脑肿瘤时的头痛、脑炎时的头痛、高血压时
的头痛、饮酒后的头痛、鼻窦炎及青光眼等也可引起头痛，等等。继发性头
痛根据原发病的不同，部分可治愈，部分亦可反复发作。比如脑出血后的头
痛，随着脑出血治疗情况的好转，头痛可完全缓解。高血压时的头痛，血压
控制后头痛可缓解，但血压再次升高时可再次反复出现头痛。

原发性头痛常反复发作，多数有一定的缓解期，在急性发作期常以药物
治疗为主，缓解期常以预防性用药和非药物治疗为主。继发性头痛根据原发
病的不同，可呈现不同的发作频率，主要以治疗原发疾病为主。在临床诊治
过程中，对反复发作的头痛和急性发作的头痛需鉴别为哪种类型，才能进行
针对性的治疗。

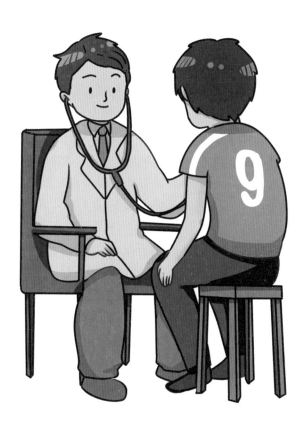

12 千万款"头痛"中，你的是哪一款？

我们的一生中或多或少都会有头痛的经历，而其中多数头痛没有明确的病因，我们称之为原发性头痛，这类头痛往往由一定的诱因所引起。

（1）偏头痛 原发性头痛中常见类型为偏头痛，当头痛发生时，是不是偏头痛发作呢？我们需要回答以下问题。

1）疼痛持续时间有多长？

偏头痛持续时间较长，短则数小时，长则2~3天。

2）疼痛的部位以及程度？

偏头痛可为单侧或双侧搏动性疼痛，疼痛往往难以忍受，无法正常工作和生活。

3）疼痛发生前、发生时是否有伴随的症状？

部分偏头痛在头痛出现前可有视觉症状或者感觉症状。在头痛发生时伴有恶心、呕吐或者畏光、畏声等症状。

4）如果为偏头痛，是什么原因引起的呢？

偏头痛的发病与遗传、饮食、内分泌及精神因素有一定关系，但其发病机制目前尚不清楚。也就是说我们无法阻止偏头痛的发生，但我们可以尽可能地减少偏头痛发作的次数。偏头痛的发作有哪些诱因呢？常见的诱因有睡眠障碍、过度疲劳、饮食等。

◎睡眠相关因素：睡眠不足、睡眠过多。

◎精神心理因素：紧张、焦虑、抑郁等。

◎饮食因素：饮食中有可能会诱发偏头痛的食物有酒、巧克力、腌制食品、熏烤食品、发酵食品、咖啡、茶、味精、糖精、柑橘类水果等。

◎环境因素：天气变化、高海拔、强光、噪声等。

◎内分泌因素：月经、排卵等，部分女性偏头痛可伴随月经出现，在经前期或经期发作。

◎药物相关：硝酸甘油、利血平等药物。

◎其他因素：过度疲劳、锻炼不适宜、强体力劳动等。

（2）紧张性头痛 原发性头痛中较为常见的另一种类型为紧张性头痛。紧张性头痛持续时间较偏头痛稍长，短则半小时，长则可达7天，发作时双侧均感疼痛，呈压迫性或紧束感，像头戴"紧箍咒"。疼痛程度轻者可正常生活和工作，重者可严重影响日常生活，日常活动并不加重头痛，头痛过程中一般无恶心、呕吐反应，可有畏光或畏声。紧张性头痛的诱发因素与偏头痛的诱发因素基本相同。

（3）**丛集性头痛**　原发性头痛中最后一大较常见类型为丛集性头痛。丛集性头痛发作时可以形容为痛起来"要命"，主要表现为短暂出现、单侧、极为剧烈的头痛，难以忍受，可呈持续性钻痛、撕裂样痛、绞痛、烧灼样痛、刺痛等多种感觉形式，常伴有自主神经功能障碍，比如头痛侧可有流泪、结膜充血、鼻塞、头面部出汗、苍白等，甚至有些人可有眩晕、血压增高、晕厥等表现。有些丛集性头痛的人发作时可有情绪与行为反应，比如坐立不安、行为激越、有攻击行为，因头痛难忍而有捶头、头撞墙等行为。明确的诱发因素是饮酒，其他可能的诱发因素与偏头痛的诱发因素基本雷同。

头痛有时发作起来严重影响日常生活和工作，多数患者常服用镇痛药物来缓解头痛，当药物应用不当或者长期使用时则会出现药物滥用性头痛，这在原发性头痛患者中较为常见。有头痛疾患的人，如果长期规律滥用 1 种或多种镇痛药物和（或）头痛急性期治疗药物应用超过 3 个月，则极易出现药物滥用性头痛，反而使原有头痛加重，服药种类、时间及剂量越来越多，但效果却不佳。

头痛很"要命"，头痛种类繁多，可不是单吃颗止痛药物就了事的，需至专科门诊进行规范化诊治，及时查明病因，对症用药才是正道。

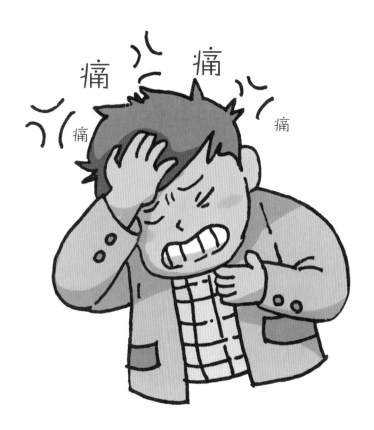

13 "晕得要命"真的会发生吗？头晕、眩晕、晕厥是一回事吗？

晕，在日常生活中经常发生。当我们感觉到"晕"的时候，我们需要区分是头晕、眩晕、还是晕厥？

头晕是一种非幻觉性的空间位置感受障碍，是非旋转性头晕，自身不稳感。

眩晕是没有自身运动时出现的旋转感或摆动感等运动幻觉，包括自身或环境的旋转感、摆动感。

晕厥是指一过性全脑血液低灌注导致的短暂意识丧失，具有发生迅速、一过性、自限性、能够完全恢复等特点，发作时常因肌张力降低、不能维持正常体位而跌倒。简言之，在日常生活中，突然感到视力模糊、心慌、脸色苍白、出汗，随之不省人事，站立时突然摔倒，此种情况，可以称之为晕厥。

通过上述 3 种"晕"的描述，我们可以看出，头晕和眩晕相似，均为在意识清楚的情况下，非旋转性或旋转性的感觉，但晕厥与二者明显不同，伴有意识丧失。

那头晕和眩晕常发生于哪些情况呢？"晕得要命"真的会发生吗？

头晕和眩晕常见于以下疾病。

（1）前庭周围性疾病 常见有良性发作性位置性眩晕（BPPV）、前庭神经炎、梅尼埃病、突发性聋伴眩晕等。

1）良性发作性位置性眩晕：主要表现为短暂的视物旋转或不稳感，多发生在起卧床及翻身的过程中，有时可出现在抬头和低头时。

2）前庭神经炎：可能与病毒感染有关，常急性或亚急性起病，剧烈的眩晕持续 1～3 天，部分可达 1 周余，眩晕消失后，多数患者可有步态不稳感，持续数日。

3）梅尼埃病：好发于女性，反复发作，自发性眩晕发作至少 2 次，每次持续 20 分钟～12 小时，伴有耳聋、耳鸣或耳胀满感，呈波动性。

4）突发性感音性聋：突发的感音性耳聋常可出现眩晕或头晕发作。

（2）前庭中枢性病变 脑干和小脑病变常见，以脑梗死和脑出血多见，脑干和小脑病变所致的头晕、眩晕，重者可致命。其他前庭中枢性疾病也可见于肿瘤、多发性硬化等情况。前庭性偏头痛也可有眩晕或头晕发作，但常伴有头痛，不能用其他疾病解释。

（3）精神心理性头晕 多无器质性疾病，常因焦虑、抑郁等精神心理异常出现头晕和（或）姿势性不稳感，少数也可继发于前庭病变或平衡障碍事件后。

（4）**全身疾病相关性头晕**　常见的原因有直立性低血压、低血糖、贫血、甲状腺功能低下或亢进、心力衰竭、屈光不正等。

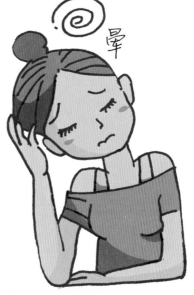

人群中有一半的人一生中发生过 1 次晕厥。那么什么是晕厥呢？

晕厥发生的核心是血压下降，导致全脑缺血。脑血流中断后 6～8 秒、动脉收缩压在心脏水平下降至 50～60 毫米汞柱或直立状态下在大脑水平下降至 30～45 毫米汞柱即可发生意识丧失。很多能引起脑缺血、缺氧的疾病都可以出现晕厥。常见的有神经介导的反射性晕厥、直立性低血压晕厥和心源性晕厥。

反射性晕厥最常见，约占晕厥总数的90%。年轻人的反射性晕厥多为血管迷走性晕厥，常有一定的诱因，比如青年男性睡醒后排尿过程中或排尿后出现瞬间眼前发黑、双腿无力，而后意识丧失而摔倒，很快又能自行恢复意识。年轻女性因疼痛、环境闷热、疲劳、军训中站立过久等，可突然晕倒，休息后很快缓解。剧烈咳嗽也可导致咳嗽性晕厥。

直立性低血压晕厥在老年人中很常见，主要原因为自主神经系统缺陷，直立位时，血液过多存留于内脏和下肢血管，造成回心血量减少，血压明显降低，大脑缺血而出现晕厥。

心源性晕厥是一种可以"要命"的晕厥类型，包括心律失常和器质性心脏病所致的晕厥两类。

心律失常伴有血流动力学障碍，心输出量和脑血流量明显下降可导致晕厥。但并不是所有心律失常都会导致晕厥，这与心律失常时心率的快慢、心律失常的类型、左心室功能、体位和血管代偿能力等有关。器质性心脏病所致晕厥多见于老年人，当大脑需要的供血量超过心脏的供血能力，此时如果相应的心输出量增加不足，就可导致晕厥。

老年人晕厥更容易发生，且发生时症状更严重。

除上述可导致晕厥的原因外，血糖过低、一氧化碳中毒等也可出现晕厥。出现晕厥后应及时送医，明确晕厥的类型，给予相应的治疗。

14 "赵四"式的抽动，是病吗？

《乡村爱情》系列是我们很喜欢的电视剧，里面的人物赵四也深受喜爱。细心的朋友会发现赵四的面部总是在不断地抽动，这是为什么呢？

其实除去因舞台形象的需要而刻意地面部抽动，这种不受控制的面部肌肉抽动，从医学的角度看，这是得了"面肌痉挛"。

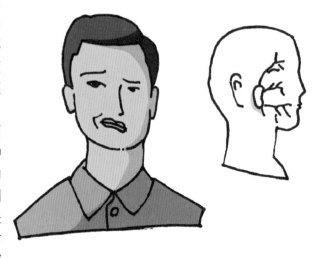

面肌痉挛，也叫作面肌抽搐。顾名思义，这种病的表现就是面部肌肉的抽动，且是不能自己控制的抽动，具有阵发性、快速、不规律的特点。通常为单侧，偶尔也有双侧都有表现者。抽动常起始于眼角，表现为频繁眨眼，逐渐扩布至口角和整个面部。严重的眼部肌肉抽动可造成睁眼困难。每次发作持续时间通常数秒钟，最长不超过数分钟。该病在中老年人群中较多见，女性多于男性。在精神紧张、过度劳累、主动眨眼、皱眉和龇牙等运动时加重，睡眠时可消失。随着疾病的发展，少数患者可能会出现面部肌肉的无力和萎缩。

由此，我们知道了面部抽动也是种病，那么如何治疗呢？

这个就要根据各种情况，因人而异了。首先要看出现的频率，其次要看出现前的诱因和发作时的伴随症状。如果只是在工作和生活压力过大、失眠、烦躁、焦虑等社会应激情况下偶尔出现，且不伴有其他症状时，可以首先调整心理状态、改善睡眠，观察有没有缓解。如果仍没有缓解，或频繁出现，或有伴随口角歪斜、听力障碍、头痛、头晕等症状时，就需要及时到医院就诊了。医生会安排头部影像学检查和肌电图。如果明确诊断是这个疾病，首先选择药物治疗，常用的药物有卡马西平、奥卡西平和氯硝西泮等。若药物治疗效果不佳，可考虑行药物神经注射治疗或A型肉毒毒素局部肌内注射。其中A型肉毒毒素肌内注射效果较好，不良反应小，但不持久，平均持续时间3~6个月。经上述治疗无效者，经专科评估，还可行微血管减压术等手术治疗。

15 真的是"牙痛"吗？带你领略一款不一样的"牙痛"！

人们常用一句俗语"牙痛不是病，痛起来要命"，来形容牙痛的程度。你知道吗？还有一款疼痛，三叉神经痛，其疼痛的程度远超过牙痛，号称天下第一痛。

三叉神经痛，是三叉神经分布区的疼痛，具有反复发作、阵发性、短暂性和剧烈性的特点。常起始于三叉神经一侧的上颌（上颌支）、下颌（下颌支）部位，累及眼部（眼支）或双侧者极少见。疼痛程度剧烈，疼痛性质常描述为闪电样或刀割样，难以忍受。其骤然发生，但发作时间短暂，仅持续数秒钟至2分钟突然停止，发作间歇期正常。发作频率可1分钟多次至1天数次，随病程发展，发作频率逐渐增加，间歇期缩短。有的患者在发作时常不断做咀嚼动作，可能诱发同侧面部肌肉的反射性抽搐，称为痛性抽搐。在部分特别敏感的面部区域，如口唇、舌侧缘、鼻翼外侧，触碰这些点时容易触发疼痛，称为扳机点或触发点。甚至在说话、吃饭、洗脸、刷牙或吹风时都可能诱发疼痛发作，所以也常被人们误以为是牙痛，而去口腔科就诊。

本病需要行头部影像学检查及口腔科、耳鼻喉科检查，以除外脑桥小脑脚病变、多发性硬化、牙龈和牙齿病变、副鼻窦炎、下颌关节炎等疾病。对于反复发作，治疗效果不佳者，还可以行磁共振断层血管成像，以显示脑桥小脑角池内三叉神经与周围血管的关系。

本病的治疗原则包括对因治疗和对症治疗。由其他疾病继发导致的，应积极治疗原发病，对因治疗。原发性三叉神经痛的治疗以对症缓解疼痛为目的。首选药物治疗，适用于初次发病、老年患者、不适宜或不愿手术者。常用药物包括卡马西平、奥卡西平、普瑞巴林、加巴喷丁、苯妥英钠和氯硝西泮等。对于药物治疗无效又不能耐受手术者，可行神经阻滞疗法，即于三叉神经分支或半月神经节内注入无水酒精或其他化学药物，通过阻断神经传导达到止痛效果。但该疗法效果不持久。另外还可以行半月神经节射频热凝治疗。对药物和神经阻滞治疗无效，行磁共振检查明确是由血管压迫引起三叉神经痛的患者，可考虑行微血管减压术等手术治疗。但手术治疗存在手术失败、手术并发症和复发等风险。

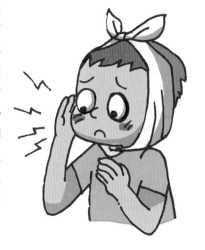

16 "屁股决定脑袋"的原因——坐骨神经痛

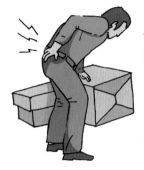

"屁股决定脑袋"是一句网络流行语，意思是人们所处位置的不同，决定了思考问题的角度和范围不同。你知道吗？医学上有一种病，坐骨神经痛，决定了不同的坐姿。

坐骨神经痛是由多种病因引起的坐骨神经损伤，出现支配区域的疼痛症状群。其病因复杂，根据受累部位分为根性和干性坐骨神经痛。根性坐骨神经痛病因主要有腰椎间盘突出、腰椎管狭窄、腰椎骶化、腰骶增生性脊柱炎、蛛网膜炎、椎管内肿瘤等。干性坐骨神经痛由腰骶神经丛的病变及邻近组织结构的病变引起，如髋关节及骶骨关节炎、盆腔炎及盆腔肿瘤、糖尿病、外伤、臀部肌内注射部位不当等。

该病好发于青壮年男性，多为单侧受累症状。根性坐骨神经痛开始于腰背部酸痛或僵硬不适，典型表现为疼痛自腰部向一侧臀部、大腿后部、腘窝、小腿外侧及足背放射。疼痛性质为锐痛，呈烧灼样或刀割样。在咳嗽、打喷嚏或用力排便时可加重疼痛。为减轻疼痛，患者常在睡眠时健侧卧位、患侧膝部微屈，在坐下或站立时也以健侧受力。这种长期不良的坐立位姿势可造成脊柱向患侧侧弯。体检时病变水平的腰椎棘突或横突常有压痛点，患侧小腿的外侧和足背可有麻木。干性坐骨神经痛的腰部酸痛较轻，主要为沿坐骨神经走行部位的疼痛。在腰椎旁、臀部、腘窝、小腿腓肠肌、足踝外侧可有压痛点。两种坐骨神经痛都可通过直腿抬高试验确定，方法为患者仰卧，下肢伸直，然后将患肢被动抬高，若抬高角度在 70° 范围内就感到疼痛为直腿抬高试验阳性。

该病主要与腰肌劳损、梨状肌综合征及髋关节疼痛相鉴别。腰肌劳损多由腰部扭伤或长期腰部劳累引起，表现为腰部疼痛，放射至大腿前部，直腿抬高试验阴性。梨状肌综合征多因下肢外展时扭伤、局部肌肉痉挛压迫坐骨神经，出现臀部疼痛，臀肌深部可触摸到索状肌束并有压痛，病程长者可出现臀肌萎缩。髋关节疼痛为髋关节处病变出现的局限性疼痛，活动髋关节时疼痛加重，缺乏向大腿后侧放射的特点。

对于该病的治疗，首先应针对病因治疗。由腰椎间盘突出引起者需卧硬板床休息，腰椎管狭窄或椎管内肿瘤引起者，可能需外科手术治疗。其次对症治疗方面，可给予局部热敷、针灸、理疗，给予维生素 B_1、维生素 B_{12} 等神经营养药物及布洛芬、双氯芬酸等非甾体抗炎药。

17 跷起来的"二郎腿"，迈不开的步子！

很多人都有这种习惯，在椅子上坐着时喜欢跷着二郎腿，或盘膝而坐。时间一长，轻者会感觉小腿麻木，重者可能出现走路问题，行走时脚跟不能着地、脚趾不能上翘，这个就是腓总神经麻痹。

腓总神经是坐骨神经的一个主要分支，在大腿下 1/3 处从坐骨神经分出。位于腓骨上部的腓总神经位置浅表，容易因挤压、压迫、撞击及肌肉肿胀等因素而受到损伤。另外，糖尿病引起的代谢障碍及结缔组织疾病也可导致腓总神经麻痹。其表现为腓总神经支配的腓骨肌及胫骨前肌群的无力和萎缩，出现足不能背屈、不能外展和翘脚趾，抬腿时足下垂。在行走时患者需要抬高患脚避免拖地，落地时足尖着地，并用整个足尖行走，像是在水中行走的步态，称为跨阈步态。这个就是腓总神经损伤的典型步态。另外还可出现小腿前外侧和足背麻木。辅助检查时可通过肌电图测定神经传导速度了解腓总神经受损程度。

该病的治疗首先是病因治疗，由外伤或局部压迫引起的需要尽快手术解除致伤因素，糖尿病引起的需要积极控制血糖。其次可给予针灸、理疗及 B 族维生素等促进神经修复。

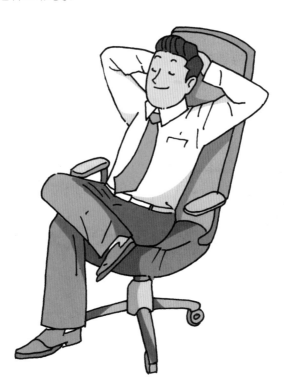

18 戴不起的"手套"，穿不起的"袜子"！

我们经常见到患有糖尿病的患者说手脚麻木，手像戴了手套一样，脚像穿了袜子一样，像蚂蚁在爬的感觉，那这是什么原因呢？

如果手脚麻木发生的部位与戴上手套穿上袜子时被手套袜子覆盖的部位一致，则称为手套-袜套样感觉障碍。这种感觉障碍多为多发性周围神经病变所引起。

周围神经包括运动神经、感觉神经及自主神经3类。周围运动神经和感觉神经多数为有髓神经纤维，就像电线和电线皮一样，中心的神经轴索外面包裹一层外衣称为髓鞘，髓鞘呈一段一段分布，髓鞘的主要作用为保护神经轴索和传导神经冲动。神经冲动就随着髓鞘呈"跳跃式"传导，因为有这种髓鞘的存在，我们的神经冲动传导速度是很快的，所以我们才能将各种正常感觉迅速传到大脑，运动指令很快从大脑传出指导我们的各种活动。比如在我们的手接触火焰后，手感到疼痛，这种疼痛的感觉迅速沿着感觉神经纤维传导至大脑，然后大脑皮层迅速发出指令，通过运动神经纤维使我们的手迅速地回缩，远离火焰。

当我们周围神经的电线皮也就是髓鞘发生损伤后，可以出现神经冲动传导障碍，出现感觉障碍和运动的无力，部分可伴有自主神经功能障碍，表现为相应部位的发凉、干燥、多汗、无汗、苍白等。

感觉障碍分为刺激性症状和抑制性症状。刺激性症状可包括感觉过敏、感觉过度、感觉异常和疼痛；抑制性症状表现为感觉的缺失、减退及分离性感觉障碍。

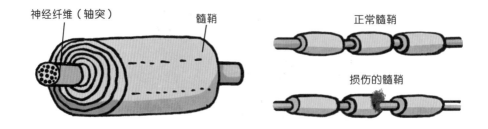

那什么原因可以引起手套-袜套样感觉障碍呢？

多发性周围神经病变是周围神经损伤的一种类型，多种原因均可导致这种末梢神经损伤。常见原因如下。

（1）感染 麻风病、带状疱疹、细菌感染（如破伤风、腮腺炎、结核病等）后可出现。

（2）**中毒** 一些药物（呋喃类药物、异烟肼、乙胺丁醇、阿糖胞苷等）和重金属（砷、铅、汞等），以及一些化学品（一氧化碳、二硫化碳、甲醇、氯仿、有机磷农药、杀虫剂等）。

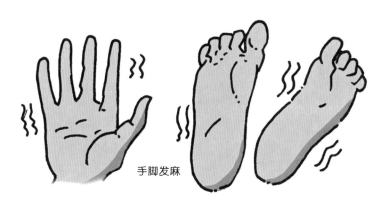

手脚发麻

（3）**免疫炎症性疾病** 急性吉兰-巴雷综合征、慢性吉兰-巴雷综合征、硬皮病伴发周围神经病等。

（4）**营养障碍** 营养不良、B 族维生素缺乏、慢性酒精中毒、慢性胃肠道疾病及大手术后等。

（5）**代谢及内分泌障碍** 如糖尿病、尿毒症、肝病、痛风等。

（6）**遗传性疾病** 部分遗传性多发神经病可以感觉神经受累为主，还有一些遗传性感觉-运动-自主神经混合型多发神经病等。

（7）**恶性肿瘤** 可出现副肿瘤性纯感觉性或感觉运动性神经病等。

当出现手套-袜套样感觉障碍时，应想到多发性周围神经病，及时就诊、治疗。

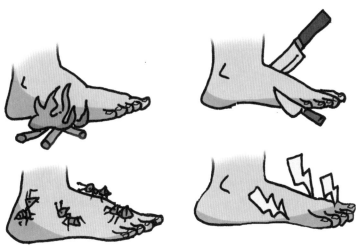

19 一朵优雅带刺的"玫瑰"，吉兰-巴雷！

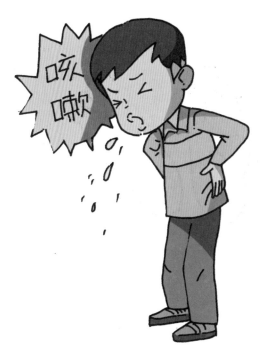

医学中有很多名字好听的疾病，比如蝴蝶病、梅尼埃病、吉兰-巴雷综合征等。名字好听的疾病却有着很严重的症状，像一朵带刺的玫瑰，比如吉兰-巴雷综合征。那什么是吉兰-巴雷综合征呢？又有什么严重的症状呢？

吉兰-巴雷综合征（Guillain-Barré syndrome，GBS）是一类免疫介导的急性炎性周围神经疾病。于 1859 年 Landry首先报告，Guillain、Barre及Strohl又于1916年相继报道，并指出脑脊液蛋白细胞分离现象为本病特征，故而命名为吉兰-巴雷综合征。临床上主要以对称性弛缓性四肢麻痹为主要表现，病变侵犯脑神经、脊神经，其中以运动神经受累最明显，部分重症患者可累及呼吸肌而导致呼吸衰竭，危及生命。

吉兰-巴雷综合征的年发病率为 0.6～1.9 / 10 万人，男性略高于女性，任何年龄、任何季节均可发病。多数发病前 1～3 周有呼吸道（咽痛、鼻塞、发热等）或胃肠道感染症状（空肠弯曲菌感染后引起胃肠炎等）或疫苗接种史或手术史。常为急性或亚急性起病，病情多在 2 周左右达到高峰，4 周内停止进展，以后逐渐好转。多呈单时相自限性病程。

吉兰-巴雷综合征是一种周围神经疾病，周围神经包括运动神经、感觉神经和自主神经 3 类神经纤维，该病的发病机制主要为周围神经髓鞘脱失和（或）轴索变性。故将吉兰-巴雷综合征分为 6 种亚型，包括急性炎症性脱髓鞘性多发神经根神经病、急性运动轴索性神经病、急性运动感觉轴索性神经病、Miller-Fisher综合征、急性泛自主神经病和急性感觉神经病。其中以急性炎症性脱髓鞘性多发神经根神经病最为经典，也最为常见。

急性炎症性脱髓鞘性多发神经根神经病常首先表现为肢体对称性弛缓性肌无力，从远端逐渐向近端发展，也可以从近端向远端加重，常见的是由双下肢开始逐渐累及躯干肌、脑神经，严重者累及肋间肌和膈肌导致呼吸肌麻痹，引起呼吸衰竭，需应用呼吸机辅助呼吸。除了肢体无力症状外，可有肢体感觉异常，如烧灼感、麻木感和不适感等，可同时或先于肢体无力前出现。这种感觉异常主要表现为手套-袜套样感觉障碍。有些患者累及脑神经，可出现双侧面瘫、吞咽困难、饮水呛咳、转头耸肩无力等症状，有些累及动眼神经，可出现眼球活动障碍、复视等症状。部分患者累及自主神经，可伴有皮肤潮红、出汗多、心率快、血压低、手脚肿胀、尿便障碍等。

6 种吉兰-巴雷综合征中比较特别的 1 种亚型为 Miller-Fisher 综合征，它的临床症状与经典吉兰-巴雷综合征不同，多以复视起病，相继出现对称或不对称性的眼外肌麻痹，甚至出现眼睑下垂、瞳孔散大等，可有躯干或肢体共济失调，也可伴有或不伴有四肢麻木、四肢无力，但症状相对较轻。

吉兰-巴雷综合征具有自限性，预后较好。瘫痪多在 3 周后开始恢复，多数患者 2 个月到 1 年内恢复正常，约 10% 患者有较严重后遗症。但也有近 5% 的病死率。早诊断和治疗对该病的恢复至关重要。

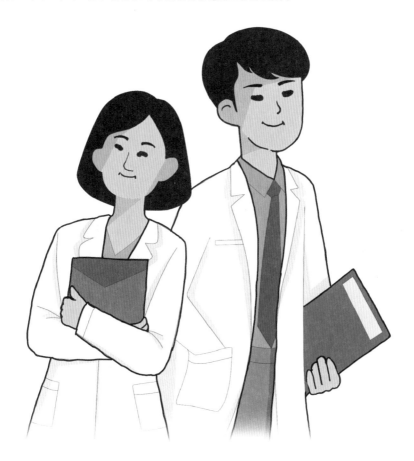

20 腰椎穿刺术

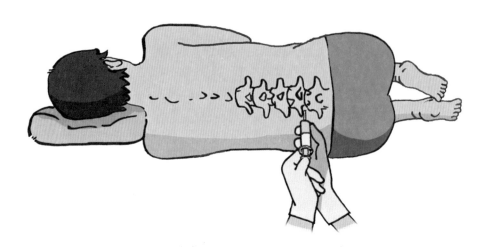

　　腰椎穿刺术是神经科常用的检查方法之一，腰椎穿刺术是将腰椎穿刺针通过腰椎间隙刺入蛛网膜下腔进行抽取和注射的一种临床诊疗技术。但似乎大家对它有所"误解"，认为是抽脊髓，容易留下后遗症。

　　腰椎穿刺术抽取不是脊髓、骨髓等，而是脑脊液，脑脊液是存在于脑及脊髓间隙里的液体，处于不断生成与吸收的动态过程。成人脑脊液含量为140~150毫升，腰穿后留取少量的脑脊液，用于检验。但不用紧张，脑脊液每天生成约500毫升，失去的脑脊液很快就能生成。

　　就像警察破案需要在犯罪现场提取物证一样，腰椎穿刺获取的脑脊液中包含神经系统疾病的很多物证信息，医生可以通过研读脑脊液结果，弄明白你的疾病，明确诊断，至少能缩小你所患疾病的范围。因此，腰椎穿刺对神经系统疾病的诊断和治疗有重要价值，包括中枢神经系统感染性、免疫性疾病，蛛网膜下腔出血，高/低颅压，某些中枢神经系统肿瘤，以及周围神经免疫性疾病（如吉兰-巴雷综合征）等。

　　此外，腰椎穿刺还可用于鞘内注射药物以治疗相关疾病。大脑就像人的司令部，它的功能很重要，所以它戒备森严。大脑的血脑屏障就像是戒备森严的院墙，阻碍了很多药物的直接进入，影响了药物的疗效。医生通过腰椎穿刺直接将药物注入脑脊液当中，可以使药物到中枢神经系统中发挥高效的治疗作用。

　　有时医生会多次给患者腰椎穿刺。原因在于：①治疗疾病好像是两军打仗一样，需要随时掌握战场的情况变化，及时调整作战的方案。医生通过治疗过程中的多次腰椎穿刺，动态观察中枢神经疾病的变化，及时调整治疗方案的细节，更好地治疗你的疾病。②有些疾病就像很难打的战争，是持久战，需要不断给战场输送炮弹来歼灭顽固的敌人。医生需要在治疗的过程中多次腰椎穿刺将药物运往战场，同时还可将战场的有害物质清除出去。

腰椎穿刺前，腰椎穿刺时，腰椎穿刺后的注意事项如下。

（1）**腰椎穿刺前** 请清洁皮肤、着宽松衣物并且排尿。

（2）**腰椎穿刺时** 不需要脱衣，只需要充分暴露腰部皮肤。取侧卧位，膝盖尽量靠近胸口，身体就像"虾米"状。背部要与检查床垂直，脊柱与床平行。摆好体位，放松即可。特别注意，腰椎穿刺针扎进皮肤之后，不要咳嗽和改变体位，以免穿刺针移位或断裂。

（3）**腰椎穿刺后** 去枕头平卧 4~6 小时，卧床期间可以左右翻身，起床后需要减少剧烈活动。多喝白水或淡盐水。保持穿刺点清洁干燥，3 天内不要洗澡。

腰椎穿刺后最常见的并发症就是低颅压性头痛。低颅压性头痛的重要特点就是站立数分钟内头痛加重，平躺数分钟内头痛好转。其中青年、女性、既往头痛病史、担心腰椎穿刺后并发症的患者更容易出现。

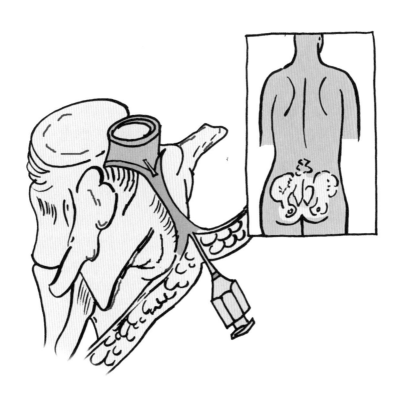

21 "肾性""肝性""肺性"脑病的由来?

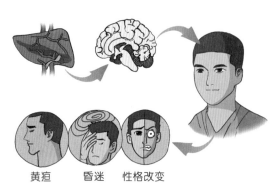

黄疸　昏迷　性格改变

神经系统整合调节着身体其他各系统、器官的功能，其他各系统对神经系统亦有重要的影响。脑病，顾名思义，是各种原因导致的神经系统功能紊乱的一组综合征。由肾脏疾病导致的称为肾性脑病，由肝脏疾病导致的称为肝性脑病，由肺部疾病导致的称为肺性脑病。

肾性脑病为急慢性肾脏疾病所致肾功能衰竭引起的严重神经精神症状的一组综合征。急性肾功能衰竭的少尿期、无尿期或多尿期均可出现，更可在尿毒症阶段出现；慢性肾功能衰竭的患者约有65%出现神经系统损害，经规律血液透析治疗的神经系统并发症发病率明显降低（约20%）。

肾性脑病怎样识别呢？急慢性肾功能不全的患者，出现神经精神症状，且无神经精神病史，就应该考虑肾性脑病的可能了。①精神症状：早期可表现为淡漠、困倦、易疲劳、易激惹及记忆力减退等，进一步加重后出现欣快、定向力障碍或谵妄幻觉等，严重者可发展为意识障碍。②肌阵挛、抽搐和癫痫发作：肌阵挛常见于面肌和肢体近端，表现为突然、急速、不规则的肌肉粗大颤搐，严重时抽搐发作。③不自主运动：几乎所有出现意识障碍的肾功能衰竭患者均可伴发扑翼样震颤，类似鸟的飞翔动作，累及掌指关节和腕关节，为代谢性脑病的特征性症状。但须明白，肾性脑病患者临床症状具有显著的波动性，个体差异亦大，有时识别及鉴别也很困难，需要结合患者的具体情况具体分析。

肝性脑病是由严重的急性或慢性肝病引起的中枢神经系统功能紊乱，以意识行为改变或昏迷为其主要临床表现的一组综合征。肝性脑病怎样识别呢？主要有以下几点：①存在急或慢性肝病；②有发生诱因。主要是指慢性肝病，常见的诱因有高蛋白饮食、上消化道出血、过量利尿剂或镇静剂的应用、大量放腹水、电解质紊乱、手术及各种感染等；③有明显肝功能损害的表现；④神经精神改变；⑤扑翼样震颤和肝臭；⑥血氨升高。如果患者有肝病病史，出现了精神或行为异常，须警惕肝性脑病可能。

肺性脑病是由于各种慢性肺胸疾病伴发呼吸功能不全，导致高碳酸血症、低氧血症及动脉血pH下降而出现神经精神症状的一组综合征。

22 肿瘤还有副作用？

当神经系统本身发生肿瘤时，会直接影响神经系统本身的功能，但是当其他系统发生肿瘤时，会对神经系统有什么影响呢？许多内科疾病都或多或少会有神经系统的损伤，较为常见的有各种原因的心脏病变和肺部等疾病导致的缺血、缺氧性的神经系统病变，肝脏疾病引起的大脑病变、脊髓病变和神经病变，肾脏疾病引起的尿毒症性大脑病变、神经病变。其他部位的肿瘤也可引起神经系统损伤。

神经系统副肿瘤综合征(paraneoplastic neurological syndrome，PNS)是肿瘤对相距较远的神经系统产生的影响，而不是肿瘤直接长在及转移至神经、肌肉或神经肌肉交界处的一组综合征。神经系统副肿瘤综合征引起的临床症状比较复杂，既可出现一些神经和肌肉的改变，又可出现大脑神经系统各个部位损伤的症状。临床可先出现肿瘤引发的病变症状（20.6%），也可肿瘤引发的病变和神经系统副肿瘤综合征同时发现（8.8%），但多数先出现神经和肌肉病变症状后才发现肿瘤引发的病变（79.4%），还有部分患者从出现神经系统症状至发现肿瘤的平均时间为 20 个月，时间跨度较长。

神经系统副肿瘤综合征的最早出现以肺癌最多（44.1%），特别是肺癌中的一种叫作小细胞肺癌，其次是卵巢癌（17.6%）、食管癌（14.7%）、淋巴瘤（8.8%）、胃癌（6%）；此外，还有前列腺癌、甲状腺癌、胰腺癌、女性乳腺癌、胸腺瘤、睾丸癌等。

临床特点：多为中年起病，起病时间比急性稍慢，比慢性稍快，表现为急性、慢性发展甚至复发缓解的发病过程。其症状和体征可发生在肿瘤发生和发展的任何时段。临床表现可有感觉障碍和疼痛，但大多数表现复杂多样，缺乏典型症状。其表现往往不符合起始部位病变在神经系统上所引起的疾病的发展规律，或不能用一个疾病来解释。而发病过程及严重程度与肿瘤的大小及生长速度、恶性程度无明确相关性。

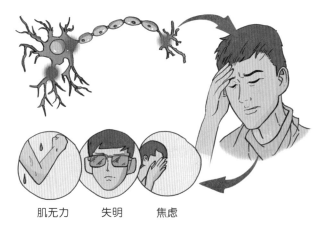

肌无力　　失明　　焦虑

23 蛋白A免疫吸附在神经系统免疫性疾病的应用

（1）神经系统免疫性疾病"战争"概况和分析　神经系统疾病中包括许多免疫异常导致的疾病，如吉兰-巴雷综合征、重症肌无力、自身免疫性脑炎、视神经脊髓炎、Lambert-Eaton肌无力综合征、多发性硬化病、慢性炎症性脱髓鞘性多发性神经病等。这些疾病重，治疗效果不理想，时有复发，成为困扰患者的顽疾，给其健康、生活甚至生命带来巨大的不良影响。这就像一场很难打的战争，难度大且持久，好不容易控制了战场的局面，但在某些情况下又继发了战争的爆发，战火延绵不断，造成战争所在地生灵涂炭，民不聊生。

作为"战场指挥官"的医生，可用的武器或可派遣的"士兵"有：大剂量激素冲击，免疫球蛋白冲击，血浆置换治疗。有时"战争"的规模小，可以及时控制战争，疾病得到缓解或治愈。但有时"战争"的规模大，"敌方"又力量过强，即便以上几种作战方案都用上，也未必能阻止"战争"的发展和恶化，遏制疾病，甚至有时患者会失去宝贵的生命。同时这些措施有时还存在药物起效慢、副作用大、过敏反应、需要大量人血浆（目前临床用血的需求远远大于献血量）等问题。

（2）新的更好"武器"的研发和应用，帮助我们和患者一起来战胜病魔　这类疾病有个共同的特点，都是由对自身组织发起攻击的抗体（"敌人"）激发和引起，这些敌人大多是IgG和IgM，IgG像1个张开双臂的人，IgM像5个张开双臂的人连在一起组成。它们都有个Fc段（像人的躯干部位），葡萄球菌蛋白A可以专门结合这个部位。因此，生物工程人员就利用这个特性，制成了含有大量重组葡萄球菌蛋白A的吸附柱子。医生通过一

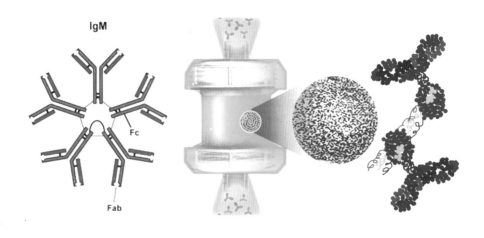

根管子将患者的血液引流到这个柱子里，通过一轮一轮的循环，来吸附患者体内的 IgG 和 IgM 抗体，直接将导致疾病的坏分子抓走，将过滤好的血液再回输给患者自己，达到快速缓解或治愈疾病的目的。这种新疗法就像是新型的武器应用临床后起到了良好的效果，尤其是对神经重症和治疗效果不理想的此类患者，不仅大大提高了治疗的效果，而且缩短了治疗的时间，从总体上说节约了费用，也减少了交叉感染和过敏等不良反应的发生，在目前血浆缺乏的情况下尤其具有重要的意义。

与其他治疗方法相比，蛋白 A 免疫吸附对您的疾病有何优势？①与药物（激素和免疫抑制剂）相比：药物起效慢，大剂量使用激素时不良反应较多。蛋白 A 免疫吸附治疗减少激素和免疫抑制剂等药物的用量，减少药物引起的不良反应；②相比血浆置换治疗，您的疾病接受蛋白 A 免疫吸附治疗不必补充血浆制剂，可避免血浆制剂输入所引起的感染和过敏反应。血浆置换还会将药物一块过滤掉，影响药物的效果，蛋白 A 免疫吸附则不会。③与免疫球蛋白治疗相比，免疫球蛋白治疗相当于派警察到体内去控制敌人，但敌人仍然留在你的体内，当警察的力量不够，或警察的力量减弱时（免疫球蛋白在体内代谢），敌人有可能再起来兴风作浪。这就是有些重的患者免疫球蛋白治疗后，病情好转后停止不前或又逐渐加重的现象的原因。蛋白 A 免疫吸附则是将坏人高效地抓走，清除出体外。

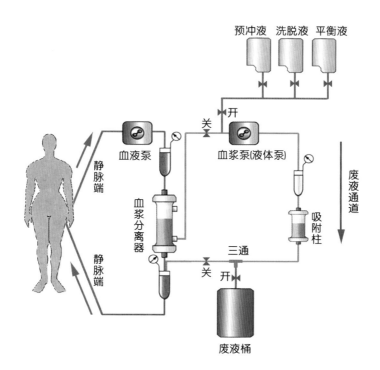

24 病原微生物宏基因组测序

你可能听说过某某某得脑炎了，或得脑膜炎了，病得很严重，昏迷了，还不停地抽搐，医生用了很多麻醉药都弄不住。

有时你听说某某得了一种脑炎，但医生说的某种细菌或病毒，你从来都没听说过，甚至你对着检测结果都读不顺那种细菌或病毒的名字，上网搜搜，才知道有这么个玩意儿。

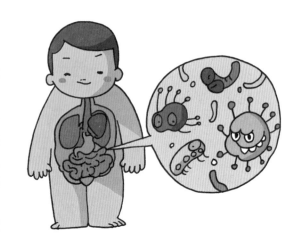

脑炎是中枢神经系统疾病的一大类，占神经内科疾病很大的比例，尤其是在神经重症病房的患者中。这类患者病情往往危重，有的甚至会失去生命。

它不像脑血管病老年人居多，脑炎是中青年和儿童居多。

现在的生活水平不错了，生活环境和生活习惯挺好的，为什么脑子还被细菌或病毒给感染了呢？

平时我们生活的环境中存在着成千上万的细菌、病毒、真菌等微生物，我们的身体表面、口腔、胃肠道等都生存了许多的细菌和病毒。

平时我们的身体免疫力好的时候，你的抵抗力足以管理好这些微生物。这些微生物与我们和平相处，有的还是我们的好帮手，比如肠道的细菌帮助我们消化、分解和吸收食物。相当于你国家兵强马壮的时候，外敌就侵犯不了你，即便细菌和病毒侵犯了你（比如感冒，发烧），你强大的免疫力很快就会把它消灭掉，过两天你就好了。

但当你免疫力下降，抵抗力不足；或原来保护你的先天屏障（皮肤，颅骨等）被破坏（如外伤等）时，这些细菌、病毒或真菌就会乘虚而入，在你的体内兴风作浪，让你发热、头痛、反应迟钝、精神异常、大喊大叫，甚至昏迷不醒，更甚者失去生命。

弄清是哪个坏蛋来损害我们，下一步治疗起来就有的放矢，针对性更强，获得胜利的概率就会更大。但这说起来容易，做起来难。

医生可以通过抽血，留取脑脊液等来分析其中的生化指标，推断出是细菌、病毒还是真菌在作怪。这是从类别层面来说，只能分出是哪一类，但明确不了具体是哪一种细菌、病毒和真菌。

脑脊液和血培养是将留取的体液标本，放到实验室中模拟微生物生长环境的培养基中，让其生长，过一段时间再判断它是谁。脑脊液和血培养可以明确是哪一种细菌、病毒和真菌感染导致的疾病，但它的缺点也很突出，需要的标本量大（足够多的细菌或病毒才能在实验室模拟的"恶劣环境"中生存繁殖，子孙多到可以被我们看见）；培养时间长；阳性率低（养个花呀、草呀都还不容易，就别说看不见的细菌和病毒了）；如果患者已经用上了抗生素，那就更难了；再者如果遇到罕见的微生物，没有相应的培养基，那培养出来的概率就微乎其微了。

病原微生物宏基因组测序（mNGS）帮助我们锁定元凶。

病原微生物宏基因组测序就像警察破案时用的高科技，查查犯罪分子的DNA，只需要很少量的犯罪分子留在犯罪现场的血迹或毛发就可以锁定罪犯。病原微生物宏基因组测序就是从患者的血液、脑脊液等体液中，分析出待在或待过的细菌、病毒或真菌的技术。它需要的标本量少，分析的时间短（一般1天左右），阳性率高于培养的方法。

病原微生物宏基因组测序帮助医生对很多患者确诊，及时地治疗，缩短治疗周期，避免了抗生素大量使用而产生的耐药。

治疗过程中动态行病原微生物宏基因组测序检查，可以对患者的治疗效果进行动态评估，可帮助医生确定治疗的疗程，什么时候可以减、撤药，敢不敢停药、结束治疗。

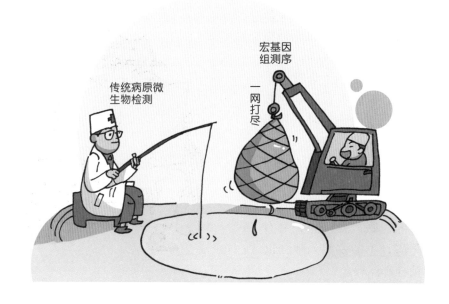

25 "难以安放"的双腿
——"不宁腿综合征"的特征是什么？

不宁腿综合征（restless legs syndrome,RLS）又称为不安腿综合征，是一种主要发生在腿上的感觉和运动都发生障碍的疾病。患者表现为在安静状态下双下肢难以形容的感觉异常和不舒适，有强烈活动双腿的愿望，以致患者只能不断抖动双腿来减轻痛苦，获得片刻的舒适，这个病常在夜间休息时加重。

（1）**病因** 根据是否原来本身具有一些疾病，将不宁腿综合征分为原发性和继发性两种类型。继发性不宁腿综合征多由一些疾病而引起，缺铁性贫血引发不宁腿综合征占24%，肾脏功能损害所致的尿毒症引发的不宁腿综合征占17.3%，怀孕引发不宁腿综合征占11.5%，做过胃部的手术引发不宁腿综合征占11.3%，手部不停颤抖的帕金森病引发的不宁腿综合征占6.7%，糖尿病引发的不宁腿综合征占1%。原发性不宁腿综合征具体病因不清楚，目前认为可能与遗传、脑内分泌的一种叫多巴胺的化学物质的功能出现异常有关。

（2）**临床表现** 任何年龄均能发病，但中老年人多见，男：女=1：2；患者有强烈的愿望希望活动双腿，常常伴有各种不舒服的感觉症状。患者的一些症状在安静休息时比较明显，长时间的坐、卧及夜间易发生，活动、捶打后症状可缓解；双腿的远端不舒服是本病的特征之一，这种感觉像麻木、蚂蚁爬行、发热、疼痛、抽筋等；少数患者疼痛明显，往往误诊为慢性疼痛性疾病，感觉不适症状可累及足踝部、膝部或整个下肢，近一半患者可累及上肢，80%患者有周期性肢体活动，表现为睡眠时重复出现刻板的髋关节、膝关节和踝关节的三联屈曲致使足趾向上、向后背伸；由于夜间不适感比较明显，加上周期性肢体活动影响睡眠，95%的患者有睡眠障碍，不能安然入睡，以至于精神都比较差。

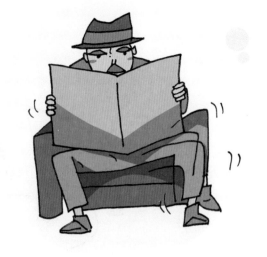

脑血管病的前因后果

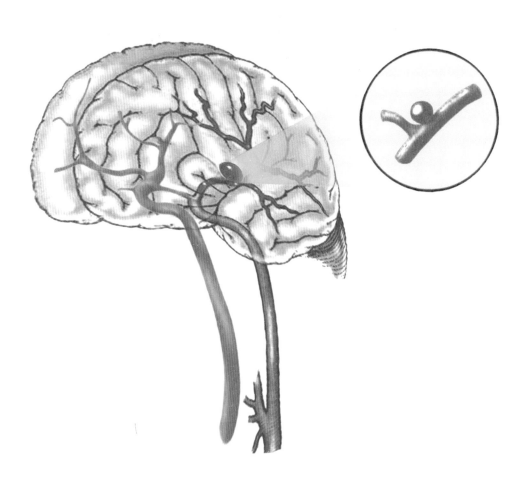

26 解开脑卒中的神秘面纱——什么是脑卒中？

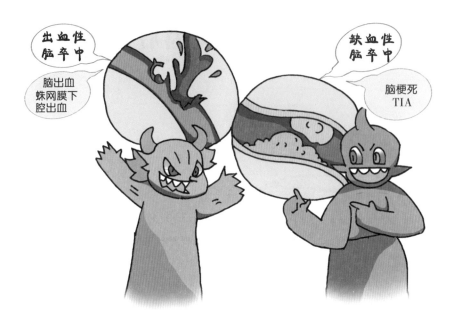

"脑卒中"，又称"脑血管意外"，中医称之为"脑中风"，叫法不少，其实它们都是一种病。到底什么是脑卒中呢？所谓"脑卒中"，是急性的脑血管疾病，由于脑部的血管突然破裂出血或者各种原因导致的血管堵塞导致脑血流循环障碍而引发的脑功能障碍。

脑卒中，突出一个"急"字，多数是突然发生，前1秒人还好好地吃饭、喝水、工作，下1秒就突然口歪眼斜，说话不清楚，肢体不能活动了。还可能出现头痛、剧烈呕吐等症状，严重者甚至直接突然出现意识不清楚，昏倒在地。也有些人是前1天晚上还什么都正常，还能半夜自己上厕所，可到了第2天早上，躺在床上起不来了，一侧肢体动不了，甚至叫都叫不醒了。

据统计，我国每年因脑卒中死亡的人数高达150万~200万，脑卒中已经成为我国第一位死亡原因，也是中国成年人残疾的首要原因，给患者、家庭和社会带来沉重的负担。因此，脑卒中的防治工作任重而道远，对社会大众进行疾病科普显得尤为重要，每个人都应做到知卒中，防卒中。

脑卒中从大的方面分为2种类型，一是出血性脑卒中，二是缺血性脑卒中。

人们的脑组织可以看为一亩良田，其中有纵横交错的供应庄稼生长的水管，也就是脑血管，脑卒中就是脑血管的血流出了问题，水管破了就是出血性脑卒中，水管堵了或者没水流了就是缺血性脑卒中。不管是水管破了还是水管堵了最终都导致庄稼没得到足够的水流，于是庄稼因缺水而枯死，同理，脑组织因为缺少氧气和各种营养物质而发生坏死，导致一系列的临床症状。

出血性脑卒中是由于脑血管破裂出血引起的，包括脑出血和蛛网膜下腔出血。

脑出血，俗称"脑溢血"，是指自发性的脑实质内的出血，血管破裂流出的血液形成血肿，对周围的脑组织形成压迫，出现神经功能的缺损症状，比如言语不清、肢体无力。蛛网膜下腔出血是指脑底部或者脑表面的血管破裂后，血液流入蛛网膜下腔引起一系列的临床症状，最多见的是剧烈的头痛，难以忍受，许多患过蛛网膜下腔出血的患者称之为"一生中经历的最剧烈的头痛"。总之，出血性脑卒中就是脑实质内或者脑表面的血管破裂导致的脑出血，出血性脑卒中大多发生非常迅速，病情常常比较危重，可能导致突发的昏迷，死亡率较高。出血性脑卒中导致颅内出血，使颅腔的内容物增多，多会出现高颅压的症状，比如头痛、恶心、呕吐，一旦出现此类症状，我们需要高度重视，及时拨打120急救电话，尽早到医院进一步检查是否出现了颅内出血。如果颅内出血量较多，可能需要急诊手术治疗。

缺血性脑卒中是最常见的一种脑卒中，是由于脑血管堵塞或者血流障碍导致血液不能到达脑组织而引起的，可分为短暂性脑缺血发作（TIA）和脑梗死。

短暂性脑缺血发作，是指暂时性的血管堵塞，血流在停止后很快又恢复了流动。由于脑组织缺血的时间较短，脑细胞没有完全死亡，在缺血时出现与脑梗死相同或类似的症状，比如言语不清、口角歪斜、肢体无力或麻木等症状。一般症状会持续十几分钟，多在1小时之内，最长不会超过24小时，当血流恢复供应后症状很快缓解，恢复正常，没有任何后遗症。一旦血管堵塞的时间过长，血流供应不足的时间太长，这根血管支配的脑细胞就会缺氧，最终导致脑细胞的死亡，这就产生了不可逆转的影响，称为脑梗死，也被叫作"脑梗塞"。

脑部血流完全阻断5分钟，脑细胞就会死亡，从而丧失这些脑细胞的功能，出现神经系统缺损症状，缺血时间每多1分钟，死亡的细胞都会明显增多，而且脑细胞不可再生，再也不会增殖，早1分钟得到治疗，就少一些细胞死亡，所以说，"时间就是大脑"。在脑血管血流阻塞的早期，阻塞血管周围会有一个中心的坏死区，坏死区周围存在缺血半暗带，处于缺血半暗带的细胞还有小部分残存的功能，还未完全坏死，这时的治疗就显得尤为重要，我们需要紧急挽救这部分细胞的功能。所以，在发生缺血性脑卒中的时候，无论症状的轻或重，我们都需要重视，及时至医院就诊，以求最大程度地挽救更多的脑细胞。

27 "冰冻三尺，非一日之寒" ——脑卒中的发生

脑卒中往往是突然发生的，但是，"冰冻三尺，非一日之寒"，其发生多是各种因素长期作用下的结果。那么，脑卒中究竟是如何发生的？首先，从出血性脑卒中开始分析。

我们已经知道，脑出血，是指自发性的脑实质内的出血，它的原因有很多种，最常见的是高血压性脑出血。高血压性脑出血是由于长期的高血压导致脑小血管壁硬化，血管弹性明显减弱，在血压剧烈波动时血管容易破裂出血。就像是年久失修的水管，水管壁材料老化变脆，在反复的水流冲击之下，可能导致水管的破裂漏水，水流压力高时，可能导致水向外喷出。其他少见的脑出血原因包括脑动静脉畸形、动脉瘤、脑淀粉样变性、动脉炎、血液病等。动静脉畸形、脑淀粉样变性、动脉炎都会造成血管壁的异常，就像水管壁变薄，很容易破裂出血。而血液病的患者，当血管壁稍有损伤时，不能将体内的血小板聚集到破口处，不能将破口修复，也会导致出血的发生。

蛛网膜下腔出血是指脑底部或者脑表面的血管破裂，出血流入蛛网膜下腔之中。蛛网膜下腔出血的病因也有多种，最常见的是颅内动脉瘤，动脉瘤有些是先天性的，有些是后天形成的。在有动脉瘤家族史的患者中，动脉瘤患病率较高，但是也有相当一部分动脉瘤是在后天的生活中发展起来的。脑

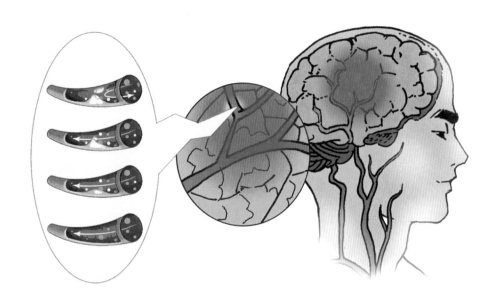

动脉硬化时，血管弹性减弱，在血流的冲击下可能导致血管壁向外突出形成动脉瘤，这些动脉瘤可能自发破裂，也可能在血压突然增高或者其他不明诱因下出现破裂导致蛛网膜下腔出血。动脉瘤，就像是汽车轮胎鼓了个包，防御能力明显下降，一点小小的损伤都可能导致轮胎的爆裂。

接下来，我们来看看缺血性脑卒中是如何发生的。脑梗死有很多不同分类，国际广泛使用的TOAST分型将脑梗死根据病因的不同分为以下5型：大动脉粥样硬化型、心源性栓塞型、小动脉闭塞型、其他明确病因型和不明原因型。

最常见的就是大动脉粥样硬化型，动脉粥样硬化的过程比较复杂，反复的动脉内膜损伤和脑血管病的危险因素如高血压、糖尿病及高脂血症均在动脉粥样硬化的形成过程中扮演着不可或缺的角色。动脉的粥样硬化易发生于动脉的分支处，与河流的分叉处类似，河流的分叉处易形成水流湍流，导致泥沙的沉积形成三角洲，动脉分支部位的血流也容易发生湍流。这时血管内的有形成分聚集，吸附于血管壁上，越积越多，最终形成团块状结构，也就是动脉斑块。斑块的进行性扩大导致血管腔一步一步地狭窄，最终导致血管闭塞。另外，有些血管壁上的斑块是不稳定的，在血流的冲刷下可能出现斑块的破裂并脱落入血管，导致远端血管的栓塞。在动脉粥样硬化之后，血管腔狭窄，一旦发生低血压，血管的供血减少，远端的脑组织就会出现血流供应不足，严重时发生缺血缺氧性坏死。

脑栓塞是指各种类型的栓子，比如心脏内血栓、动脉粥样硬化的斑块、脂肪、肿瘤细胞或者空气等，进入血液中并随血流进入脑动脉，进而导致脑动脉的堵塞，出现脑缺血的症状。当栓子来源于心脏时，称之为心源性脑栓塞。心源性脑栓塞多发生于存在基础心脏疾病的患者，比如心房颤动、心房扑动、心肌梗死、心脏瓣膜病或换瓣后、感染性心内膜炎、心脏黏液瘤等，这些疾病均可导致心脏内附壁或瓣膜上血栓的形成，一旦血栓脱落进入脑动脉，就会导致脑栓塞的发生。心源性脑栓塞多发病比较急，突然发生，来不及建立脑动脉的侧支循环，因此梗死较完全，临床症状多较重。

小动脉闭塞型脑梗死是指脑组织深部的小动脉分支，在常年高血压的基础上，小血管的血管壁发生闭塞，形成一些小的梗死灶。这些梗死灶多为直径0.2～15.0毫米的小病灶，称之为腔隙性脑梗死。很多腔隙性脑梗死是没有症状的，经常在体检时检查头部影像学时发现，但也有一些腔隙性脑梗死会出现轻微的肢体无力、言语不清、偏身的麻木或者活动不灵活等症状，症状通常较轻。但是反复发生的腔隙性脑梗死，也可能最终导致患者痴呆、四肢活动不灵。

28 "人之百病莫大于中风"
——脑卒中危害究竟有多大?

中医素有"人之百病莫大于中风"的说法,可见中风危害之大。在一些西方发达国家,脑卒中的死亡率及发病率在逐渐下降,但在我国,人们对疾病的认知还有所欠缺,随着经济的发展、生活水平的提高,我国的脑卒中患病率仍在逐年升高。脑卒中死亡率已超过心血管病,成为我国居民的首位死亡原因,呈现出高发病率、高死亡率、高致残率、高复发率及高经济负担5大特点。

流行病学资料表明,在过去的30年里,我国卒中负担严重,发病率居全球之首,而且近年来,发病率不降反升。我国卒中人群庞大,在全球脑卒中患者中,我国患者约占1/3,估算目前全国40岁以上人群中约有脑卒中患者1 242万,其中约85%为缺血性卒中,每年还有约300万人新发脑卒中,平均每12秒就有1人罹患脑卒中。如果不加以控制,到2030年,我国将有超过3 000万脑卒中患者,即增长2~3倍。

脑卒中作为对人类危害严重的疾病之一,其死亡率同样很高,我国每年约有196万人死于脑卒中,每21秒就有1人死于脑卒中,其中,出血性脑卒中的死亡率明显高于缺血性脑卒中的死亡率。近年来,随着医学的进步,我国脑卒中的死亡率在逐渐下降,特别是在城市人口中,死亡人数下降得更为明显,部分城市的脑卒中死亡率已降到与发达国家同等水平。

脑卒中发病急、病情重,且病情变化快,虽然其死亡率有所下降,但存活者中致残率仍很高,常有明显后遗症。急性缺血性脑卒中患者在患病后如能及时至医院接受治疗,在治疗时间窗内通过静脉溶栓、介入取栓等方法使阻塞的血管再次开通,一部分患者的症状能得到很明显的缓解。但如果就诊时间太晚,错过溶栓及机械取栓的时间窗,患者的治疗效果可能较差,即使通过长时间的药物治疗及康复训练,经3～6个月的恢复期后,仍有一部分患者遗留后遗症。据统计,一旦罹患脑卒中,在存活者中约有3/4会遗留各种程度不同的残疾。其中,脑卒中6个月后偏瘫的发生率最高,可达到50%,约30%存活者在无帮助的情况下不能自己行走,约26%的患者日常生活无法自理,约19%患者处于失语状态,也就是不能理解他人说话或不能用语言表达自己的想法,不能与外界相沟通。另外,约35%患者有卒中后的焦虑抑郁症状发生,有约26%患者需常年生活在康复医院中。

不仅如此,脑卒中复发率也很高,有25%～40%的卒中患者在首次发病后的2～5年内再次复发。有研究表明,第1次脑卒中发病后1年的复发率高达 17.1%。很多人患过脑卒中后，经治疗肢体活动有所恢复，就不再吃药。实际上，脑卒中后即使患者的症状改善，血管基础可能仍然很差，只要危险因素不能得到有效控制，不能遵医嘱坚持用药，狭窄的血管很可能继续进展加重，患者就很容易复发，并且一旦复发，经常是症状一次比一次重，治疗效果一次比一次差，后遗症一次比一次多。出现过二次卒中患者的死亡率是未出现二次卒中患者的 2.67 倍，卒中的复发使致残或死亡风险相对于未复发患者增加约 9.4 倍，因此我们应重视卒中的二级预防。

　　近年来，脑卒中患者的住院人数及人均治疗费用均呈现暴发性增长趋势，我国因脑卒中而造成的经济负担每年可达 400 亿元。在脑卒中住院患者中，2016 年缺血性脑卒中患者人均住院费用为 9 387 元，而出血性脑卒中的患者人均住院总费用达到了 17 787 元，与 2010 年相比分别增长了 31.4% 和 61.4%。不仅因脑卒中导致的直接医疗费用巨大，另外，其间接经济损失也不容忽视，包括患者自身因患病导致的直接收入损失及致残后所需的护理费用和家人误工费。因此，脑卒中的发生，不管是对个人、家庭还是社会，都是极大的经济负担。

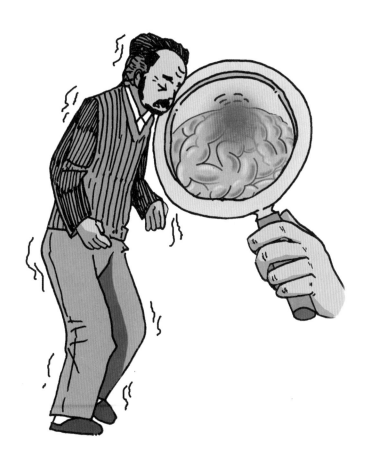

29 "因人而异，因时而异，因地而异"
——脑卒中也会挑年龄、性别、季节、居住地吗？

一提到"脑卒中"，人们理所当然认为这是一种老年病。确实如此，年龄是脑卒中的主要危险因素之一，卒中发病率在45岁以后增长明显，65岁以上增长更明显，年龄越大，患脑卒中的可能性越高。主要是因为随着年龄增长，血管壁的弹性减弱，逐渐发生动脉硬化，如果再合并高血压、糖尿病、高脂血症等疾病，动脉硬化的程度将更加严重，因此，年龄的增加更容易导致脑卒中的发生。那么，是不是年轻人就不会得脑卒中了呢？答案是否定的。近年的数据显示，这种曾经的"老年病"在我国正呈现十分明显的年轻化趋势。从2011—2014年的脑卒中筛查项目数据显示，4年间，脑卒中平均首发年龄从63.6岁下降到59.6岁，比美国早了近10年。可能是由于生活水平的提高、工作负荷大、生活节奏快、饮食不规律、吸烟及饮酒等因素，还有些是由于颅内血管的发育异常等原因，有10%～15%的中青年患者在45岁之前就发病了。我国第11个"世界卒中日"的宣传主题是"关注中年人的中风风险"，因此预防脑卒中，不仅仅是老年人的专利了，中青年人也应该提高警惕，更多地关注自身身体健康。

通过观察周围的脑卒中患者，我们可以发现，好像男性的脑卒中患者多于女性，脑卒中真的"重男轻女"吗？经过流行病学的研究发现，男性脑卒中的发病率和死亡率明显高于女性，平均比例大概为1.6:1及1.5:1。根据对年龄分层的研究发现，50岁以下的女性脑卒中发病率明显低于男性，不足男性的一半，但是随着年龄的增加，女性脑卒中发病率逐渐增加，男女发病率的差别逐渐减小，70岁以上两者差别已非常小。男女性脑卒中的危险因素不完全相同，女性特有的危险因素包括妊娠、先兆子痫、更年期、口服避孕药及绝经后激素替代治疗等。因此，妊娠期女性应检测血压、血糖，积极降压、降糖，有脑血管疾病史的女性不建议口服避孕药及绝经后激素替代治疗，以预防脑卒中的发生。

脑卒中的发生与季节也有着千丝万缕的关系。一般来说，冬季是脑卒中的高发季节，特别是出血性脑卒中。可能是因为在寒冷天气中，低温刺激交感神经兴奋，使得人体的外周血管收缩，血压升高，并且，冬季室内外温差较大，容易出现血压波动，更易产生脑血管破裂，导致脑出血的发生。因此在冬季外出时，应注意保暖，避免血压的急剧变化。然而，在天气炎热的时候也容易发生脑卒中。因为在夏季，气温升高，皮肤血管扩张，导致血压一定程度的下降，另外，人体大量排汗，很容易造成体内血容量下降，如果没能及时地补充水分，血液进一步浓缩，血流减慢、黏度增高，存在脑动脉狭窄的人群很容易出现脑供血不足，脑梗死发病率升高。因此在高温季节应注意防暑，减少外出活动，注意补水。

卒中发病率和死亡率从北到南的地理梯度变化很明显，东北地区最高，南方地区最低。我国黑龙江、西藏、辽宁、吉林、新疆、河北、内蒙古、宁夏等北部及西北部省区市是"卒中高发带"。究其原因，可能与高血压、肥胖患病率有关。高血压病的患病率也呈现"北高南低"的分布趋势，与卒中发病率基本一致，而北方高血压患病率高可能与其每日食盐的摄入量较高有关。另外，北方天气较寒冷，北方居民户外活动相对较少，因此肥胖患病率也较高。将农村与城市相比，农村的卒中发病率和死亡率也明显高于城市。农村居民对疾病的知晓率较低，对脑卒中没有足够的了解，另外，对卒中危险因素控制不佳，当患有高血压、糖尿病、高脂血症时，未能积极有效地治疗，导致血管硬化逐渐加重，最终发生脑卒中。而在城市，人们对于自身健康更加重视，并且城市的医疗条件优于农村，一旦发生卒中，相对可以得到更及时的诊治，因此城市脑卒中死亡率也低于农村。

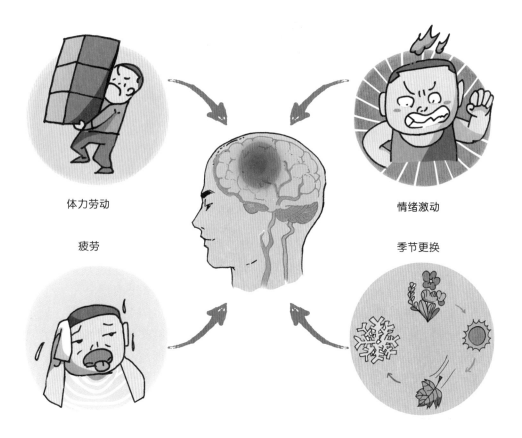

体力劳动

情绪激动

疲劳

季节更换

30 "雪崩的时候，没有一片雪花是无辜的" ——脑卒中的危险因素

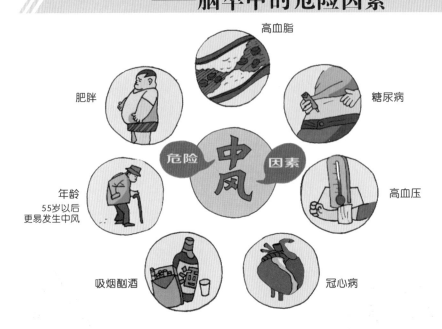

　　脑卒中的发生，常常是多种因素所致的结果。所谓"雪崩的时候，没有一片雪花是无辜的"，一些看起来不是特别重要的小事逐渐堆积起来，也终究会酿成大祸。究竟哪些情况容易导致脑卒中呢？接下来我们来看看脑卒中有哪些危险因素。

　　（1）**高血压**　高血压是脑卒中最重要的危险因素，脑卒中的发病率、死亡率均与高血压密切相关。血压越高，脑卒中的风险越高。收缩压每升高10毫米汞柱，脑卒中的发病率增加49%；舒张压每升高5毫米汞柱，脑卒中发病率增加46%。因此，控制高血压是预防脑卒中发生及发展的重要环节，30岁以上人群应定期至医院测量血压，进行高血压的筛查，如发现血压的升高，应及时在医生指导下调整生活习惯，并进行规范的降压治疗。

　　（2）**心脏疾病**　心脏病患者，比如心房颤动、瓣膜性心脏病、冠心病、充血性心力衰竭、扩张型心脏病等患者均易发生脑卒中。其中，以心房颤动最为常见，房颤会导致心脏内血流的紊乱，极易形成心内附壁血栓，一旦血栓脱落，会随血流进入脑动脉中堵塞血管，导致大面积脑梗死的发生。房颤的患者应在医生的指导下使用抗凝药物，预防血栓的形成。

　　（3）**糖尿病**　糖尿病患者发生卒中的风险是普通人的1.8～6.0倍，并且糖尿病的患者中，多同时存在肥胖、高脂血症、高血压等多种卒中危险因

素，大大增加了卒中的发生概率。血糖的升高会造成血管内皮的损伤，不仅是脑血管，同时对全身血管如心血管、肾血管等均存在影响。糖尿病患者发生脑卒中的预后通常较差，死亡率相对较高。糖尿病患者应调整饮食方式，根据医生建议应用口服降糖药物或胰岛素降糖治疗。

（4）**血脂异常**　血脂异常与缺血性脑卒中发生相关。高胆固醇血症、高密度脂蛋白降低及低密度脂蛋白升高均为动脉粥样硬化的危险因素，会导致动脉壁斑块的形成。动脉壁的斑块，就犹如老旧水管管壁的水垢，黏附在水管壁上，如果一旦脱落，会堵塞远端的较细水管管腔，导致水流不足；如果水垢一直附着在水管壁上，任其发展，会越长越多，最终导致管腔的闭塞。在发现血脂异常后，应积极通过改善生活饮食习惯及降脂药物的应用来进行降脂、稳定斑块治疗。

（5）**吸烟**　烟草中的尼古丁可导致血管痉挛、血压升高、血液黏稠，加速动脉粥样硬化的发生。吸烟的患者发生缺血性脑卒中的风险是不吸烟者的 1.9 倍，发生蛛网膜下腔出血的风险是不吸烟者的 2.9 倍。因此，所有吸烟者均应该戒烟，不吸烟者应避免被动吸烟。

（6）**饮酒**　部分人认为少量饮酒，特别是饮用红酒能够起到预防脑卒中的作用。以往部分研究表明，少量饮酒可降低缺血性脑卒中的发生风险，而过量饮酒会增加出血性脑卒中的发生风险。但是近年的研究结果显示，少量饮酒对脑卒中没有保护作用，即使少量饮酒也可能增加脑卒中的发病风险，随着饮酒量增加，血压水平和脑卒中的发病风险持续增加。饮酒，尤其是酗酒，会导致心跳加速、血压升高，甚至心律失常。不提倡通过少量饮酒的方式预防脑卒中。

（7）**肥胖**　肥胖易导致高血压病、高脂血症、糖尿病的发生，因此，肥胖者的脑卒中风险也明显升高，体重指数［BMI，体重（kg）/身高的平方（m^2）］增加是脑卒中的独立危险因素。研究表明，体重指数在 22.5～25.0 时死亡率最低，当体重指数每增加 5，血管性疾病死亡风险增加 40%。因此，肥胖及超重者应通过合理膳食及锻炼减轻体重。

近年来发现，高同型半胱氨酸血症可使脑卒中的发生风险增加 2～3 倍。如果发现血同型半胱氨酸升高，应服用叶酸、维生素 B_6、维生素 B_{12} 联合治疗，降低血同型半胱氨酸的水平。

脑卒中的发生与这么多因素均相关，因此，这些高危人群应该注意严格控制危险因素，将血压、血糖、血脂控制到正常水平，改善不良生活习惯，避免吸烟、饮酒，提倡合理膳食，饮食多样化，加强蔬菜水果的摄入，减少脂肪及盐的摄入，适当体育锻炼，控制体重，保持良好的情绪，避免情绪激动，以减少脑卒中的发生。

31 "每天一包烟，十年鬼门关"——吸烟与脑卒中

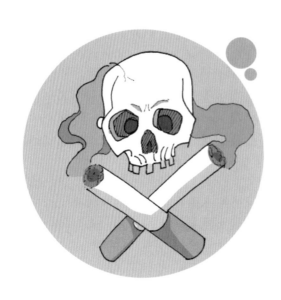

"吸烟有害健康"这个广告语人人皆知，但大多数吸烟者却对其不以为然，劝他们戒烟的时候，经常会听到他们说："那谁谁谁，吸烟吸了一辈子，也好好地活到了90多岁啊！"看起来，吸烟好像没什么大不了的。但事实是这样吗？当然不是，长期吸烟或吸二手烟的人患肺癌的概率是不吸烟者的 20 多倍，吸烟男性患冠心病的风险比普通人高74%，吸烟女性则高119%。大多数人都知道长期吸烟会导致支气管炎、慢性阻塞性肺疾病、肺癌等这些呼吸系统相关疾病的发生，而很少知道吸烟可能会导致脑梗死的发生。医学研究表明，吸烟可以增加脑血管病的发病率。

不论男性还是女性，吸烟均明显增加患脑卒中的风险，并且，每日的吸烟量和持续时间与脑卒中发病风险成正比。无论是主动吸烟还是被动吸"二手烟"，都会加速动脉粥样硬化。无论缺血性脑卒中还是出血性脑卒中，都与吸烟有关。

为什么吸烟容易患脑卒中呢？烟草在燃烧的时候释放的烟雾含有7 000 多种化学物质，其中大部分都有害，比如一氧化碳、尼古丁、焦油、亚硝胺等。在吸烟时，烟雾中的尼古丁吸入人体进入血液中，会促进红细胞聚集，增加了血液的黏稠度，导致血流变缓，血栓容易形成，并且，尼古丁会随着血流进入脑中，使肾上腺大量释放儿茶酚胺类升压物质，导致血管收缩、心跳加速、血压升高，长时间作用会导致动脉的硬化。另外，烟雾中的一氧化碳吸收入血后，会与血红蛋白结合，导致血红蛋白不能和氧气结合，血液中携氧血红蛋白减少，血液的含氧量也大大下降，导致血管及全身脏器包括脑组织的缺氧，血管弹性下降，动脉发生硬化。动脉粥样硬化形成之后，血管狭窄，血栓形成，会引起缺血性脑卒中的发生，而动脉弹性减弱后也同样增加出血性脑卒中的风险。

有研究评估戒烟者的生存率，发现戒烟 3 年后的人群，生存率提高

3%，而戒烟 5 年生存率提高 10%，戒烟 10 年则生存率提高 15%。戒烟的好处多多，可以降低血小板聚集率，降低低密度脂蛋白，降低白细胞水平，降低炎症反应。戒烟 5 年后，患脑卒中的风险较之前下降一半；戒烟 10 年后，患脑卒中的风险与未吸烟者大致相同。有研究表明，在平均每挽救一个生命年的花费上，戒烟的花费明显少于降血压及降血脂药物的花费。因此，戒烟十分必要，是降低脑卒中风险最经济的干预措施。

所以，保护脑血管应该从戒烟开始，并且远离"二手烟"。

对于广大吸烟者来说，戒烟是很困难的事情。这是因为，吸烟会上瘾，主要与烟草烟雾中的尼古丁相关，它能促进脑中多巴胺的释放，使人产生兴奋、快乐的感觉。时间一长，便会对吸烟产生依赖。一般人如果 3 个月不接触尼古丁可以达到身体戒断，但想达到心理戒断需要更长的时间。吸烟者应建立强大的信念，时刻提醒自己吸烟"百害而无一利"，时时告诫自己不要再吸烟，服用维生素 C 和维生素 E 可有效抑制尼古丁依赖症的吸烟欲望，必要时可以口服戒烟药物。当想吸烟时，立即做深呼吸，或者咀嚼无糖口香糖，避免通过吃零食替代吸烟，因为过量进食零食会导致体重增加、血糖升高，同样会增加脑卒中的发生率。在日常生活及工作中，应远离吸烟环境，避免吸入"二手烟"。如果在戒烟过程中出现烦躁不安、精神不佳或头痛恶心等不适症状，应及时至医院就诊。

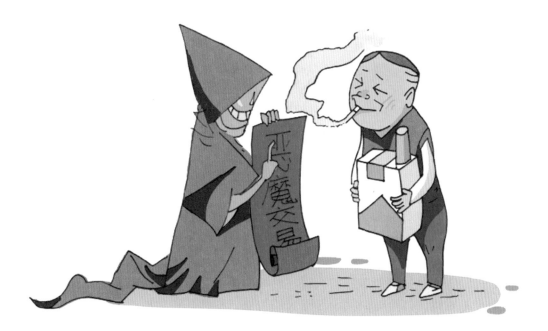

32 "白天不懂夜的黑，就像你不懂我伤悲"
——睡眠障碍与脑卒中

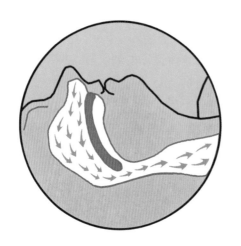 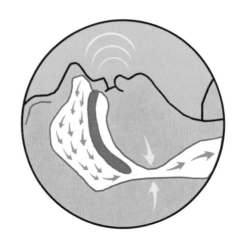

人的一生有 1/3 的时间是在睡眠中度过的。据统计，全世界约 30% 的人存在睡眠问题。良好的睡眠有助于机体精力的恢复，睡眠好的人睡醒后神清气爽、精力充沛，而存在睡眠障碍的人经常在睡醒后仍然头昏沉、精神不振。

睡眠障碍包括失眠、阻塞型睡眠呼吸暂停低通气综合征（OSAHS）及不宁腿综合征等。近年来，睡眠障碍日益得到重视，阻塞型睡眠呼吸暂停低通气综合征与脑卒中之间存在着密切的相关性。目前有研究认为，阻塞型睡眠呼吸暂停低通气综合征是脑卒中的危险因素。并且，睡眠障碍与脑卒中也互为因果，脑卒中之后也易并发睡眠障碍。

阻塞型睡眠呼吸暂停低通气综合征是指在 7 小时的睡眠时间内，呼吸暂停的发作次数达到 30 次以上或呼吸暂停低通气指数（平均每小时睡眠中呼吸暂停和低通气的次数）大于或等于 5 次/小时，每次发作时，呼吸停止 10 秒或以上，并伴血氧饱和度的下降。

听起来，阻塞型睡眠呼吸暂停低通气综合征好像很陌生，貌似离我们生活比较远，其实，阻塞型睡眠呼吸暂停低通气综合征的发病率是很高的。很多人夜间睡眠时打鼾严重，有人说"打呼噜是睡得香"，其实并非如此，如果鼾声不规律，打鼾时突然出现呼吸的暂停，持续几秒后再次恢复呼吸或者被憋醒，这类情况就很可能是阻塞型睡眠呼吸暂停低通气综合征。阻塞型睡眠呼吸暂停低通气综合征的患者晨起后容易出现头痛、口干等症状，还可能出现智力、记忆力减退及性格改变。对阻塞型睡眠呼吸暂停低通气综合征的研究发现，它可能导致包括心、脑、肾在内的多个器官的损伤。

睡眠对机体尤为重要，在睡眠过程中，存在不同的睡眠时相，当发生阻塞型睡眠呼吸暂停低通气综合征时，睡眠的平衡被打破，会产生一系列复杂的生理学变化。阻塞型睡眠呼吸暂停低通气综合征会导致夜间睡眠时机体反复处于缺氧状态，体内二氧化碳潴留，交感神经兴奋，心率增快、血压升高，体内的血流动力学发生变化，平衡遭到破坏，久而久之，反复慢性的缺氧还会损伤血管的内皮细胞，血小板聚集，血流缓慢，脑血流减少，导致脑卒中的发生。另外，阻塞型睡眠呼吸暂停低通气综合征患者中 35%～80% 患有高血压，并多为难治性高血压，进一步增加了脑卒中的发生风险。

阻塞型睡眠呼吸暂停低通气综合征多发生在肥胖或超重者中，对于此类高风险患者，应行多导睡眠图的检查以明确诊断。如被诊断为阻塞型睡眠呼吸暂停低通气综合征，应增加运动，戒烟、戒酒，慎用镇静催眠类的药物，并减少食物摄入，以减轻体重。另外，阻塞型睡眠呼吸暂停低通气综合征患者夜间睡眠时应该尽量采取侧卧位睡眠，适当抬高床头，白天避免过度劳累。如存在严重的睡眠呼吸暂停，建议睡眠时应用无创呼吸机，进行经口持续气道正压通气治疗，可以有效改善夜间的低氧血症，并达到控制血压、降低猝死发生率等效果。

脑卒中之后并发睡眠障碍者更为常见，约 50% 以上的脑卒中患者存在睡眠障碍，这个比例接近一般人群的 2 倍。睡眠障碍可在卒中前存在、卒中后加重，也可能在卒中后首次发生。卒中后的睡眠障碍包括失眠、嗜睡、多梦、睡眠呼吸障碍等，可能由脑卒中导致的脑损伤部位引起，也可能与卒中后的情绪不稳、焦虑抑郁情绪相关。已有大量研究证据表明，严重睡眠障碍会影响卒中患者神经功能的恢复，还会严重影响生活质量，对认知、记忆能力也有不同程度的损伤，还会增加脑卒中的死亡风险。因此，应重视卒中后睡眠障碍，积极寻找卒中后睡眠障碍的原因，并进行合理干预，以改善卒中预后，提高患者生活质量。

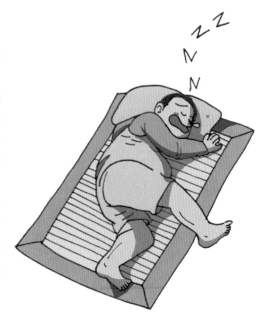

33 导致脑卒中的"隐形杀手"——高脂血症

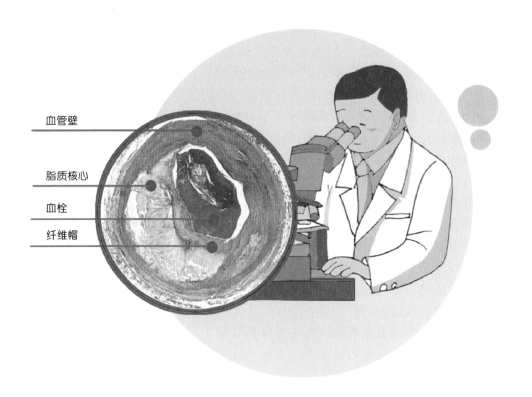

血管壁

脂质核心

血栓

纤维帽

　　人们常常戏称"胖子都是潜力股",而胖子确实是患脑卒中的潜力股。大多数肥胖人群都存在着高脂血症,血脂异常与脑卒中的发生密切相关。高脂血症就是人们常说的"血脂稠",血脂出现异常时,人体多不痛不痒,一旦任其发展,会导致动脉硬化、脑卒中发生,因此"高脂血症"是导致脑卒中的"隐形杀手"。

　　血脂是指血浆中的中性脂肪(即甘油三酯和胆固醇)和类脂(包括磷脂、糖脂、固醇、胆固醇)的总称。脂肪广泛存在于人体中,是生长代谢的重要能量来源。血脂的化验单上比较重要的几项是总胆固醇、甘油三酯、高密度脂蛋白和低密度脂蛋白。长期高胆固醇、高饱和脂肪酸、油腻饮食会导致总胆固醇、甘油三酯的升高。高密度脂蛋白可以将外周组织如血管壁内的脂肪转移至肝脏代谢,最终排出体外,促进外周组织中胆固醇的消除,是一种抗动脉粥样硬化脂蛋白,被视为"好"胆固醇。与之相反,低密度脂蛋白可以将脂肪运到血管中,堆积在血管壁,导致动脉粥样硬化的发生,因此它被视为"坏"胆固醇。

研究表明，总胆固醇每升高 1 毫摩尔/升，缺血性脑卒中的发生率就增加 25%。由此看出，血脂的异常与脑卒中的发生存在着密切关系。当我们发现存在血脂异常时，应该积极降血脂治疗。

首先，要调整饮食习惯，合理搭配膳食，减少高胆固醇、饱和脂肪酸及油腻食物的摄入。那么，高脂血症的患者应该怎么吃呢？每日摄入的肉类应限制在 75 克以下，避免吃肥肉，适宜吃瘦猪肉、牛羊肉及去皮的鸡鸭肉，而动物内脏、鱿鱼应少吃。蛋类的蛋黄富含胆固醇，应尽量少吃，蛋清可1 周吃 3~4 个。每日的主食应限制在 500 克左右，严格限制油腻的食物及甜食的摄入，如油饼、油炸肉类、糕点、雪糕、含糖饮料及零食等，多食蔬菜，适量水果，并注意优质蛋白饮食，每日可摄入 250 克牛奶，食用油应选用植物油，避免应用动物油。同时，还应进行适当的运动锻炼，肥胖及超重者注意减重。

经过调整饮食后复查血脂，如仍不能降至正常水平以下，应在医生的指导下加用降血脂的药物。降脂药不仅仅能够降低血脂水平，还能稳定动脉粥样硬化的斑块，减缓动脉硬化的过程，有抗动脉粥样硬化的作用。常用的降血脂药物包括他汀类、贝特类、烟酸类、胆酸螯合剂及胆固醇吸收剂，应该根据血脂异常的类型个性化选用降脂药物。其中，应用最广泛的为他汀类，其主要作用是抑制体内胆固醇的合成，可降低血胆固醇水平，应根据医生的指导剂量服药。由于他汀类药物可能导致肝功能损伤及横纹肌溶解，因此，在服药的过程中，应定期复查肝功能、肌酶水平，如发生轻度升高，可暂不调整剂量，继续定期检测，如果肝转氨酶明显升高，升至正常上限的 3 倍，或者肌酸激酶升高超过正常上限的 5 倍，应及时在医生指导下减量或停药。对于存在脑卒中高危因素或已经有动脉粥样硬化的人群，需要长期服用降脂药物。

高血脂作为脑卒中的高危因素，应做到严格控制。对于动脉粥样硬化缺血性卒中的患者或短暂性脑缺血发作的患者，应将血低密度脂蛋白降至1.8 毫摩尔/升以下或将原本基线水平降低一半。有些人认为血脂降得越低越好，其实并不是这样。人体新陈代谢所需要的重要营养物质中包括了胆固醇和甘油三酯，脂肪的缺乏同样也不利于健康。并且，国外有研究发现，血脂过低，肿瘤的发生率会有所增加。因此，应根据个人情况，定期复查血脂，将血脂保持在适宜水平。

34 导致脑卒中的"头号杀手"——高血压

众所周知，高血压是脑卒中最重要的危险因素，会导致脑卒中的发生率显著增加，并且明显增加脑卒中死亡风险，可以称为导致脑卒中的"头号杀手"。近年的流行病学调查结果显示：中国大约有 1.53 亿成年人患高血压，18 岁及以上成人高血压患病率为 25.2%，但是仅仅 24% 的人了解自身高血压的情况，不足 20% 的人接受降压药物治疗，而接受治疗的人群中血压降至目标值的仅有 32%。更为严峻的是，在成人高血压患者中，3/4 以上为中青年人。因此，对于所有中青年人群及老年人群，都应定期检测自身的血压水平，血压正常者也应每年测量 1 次血压，做到知晓血压、控制血压、远离高血压。

由于血压随情绪、运动、时间变化而有较大的变化，因此血压的测量应该在平静、无情绪激动、无运动的情况下测定，并且在未服用降压药的情况下进行，取 2 次或 2 次以上非同日多次测量血压所得的平均值作为实际血压。建议早晨起床 1 小时内排空小便后及夜晚睡觉前 1 小时内测量血压，测之前至少静坐休息 5 分钟，每次测 3 遍，每 2 遍之间间隔 1 分钟。并且，第一次检查时应左右对比，如两侧上臂血压差值大于 20 毫米汞柱时，考虑血管病变可能，应至医院检查明确病因。在家中测血压，可选用水银血压计，但其操作相对复杂，不能单人完成，也可选用全自动臂式电子血压计，其操作较简单，但无论哪种血压计，都应定时至诊所对仪器进行校准。

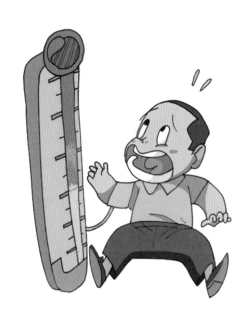

血压多高算是高血压呢？目前我国高血压诊断标准为：收缩压（高压）≥140毫米汞柱和（或）舒张压（低压）≥90毫米汞柱。正常血压为120/80毫米汞柱以下，正常高值为120～139毫米汞柱/80～89毫米汞柱。很多人认为，只要血压值小于140/90毫米汞柱就是正常血压，不用处理，其实，当血压处于正常高值时就应特别注意，很容易发展为高血压，应及早进行生活方式及饮食结构的调整。

高血压中大部分是原发的，另有一小部分是继发于其他疾病，对于继发性高血压，如果可以解除病因，血压通常能够得到有效控制。因此，一旦发现血压升高，应及时至医院就诊，排查是否是继发性高血压，并检查是否出现心脏、脑、肾脏的损伤，在医生的指导下进行专业的降压治疗。

有些高血压患者没有明显症状，认为不需要治疗，并且认为降压药有一定的副作用，能不用就尽量不用，这种思想是很危险的。高血压不仅会导致脑卒中的发生，还会导致冠心病、肾脏病变，在悄无声息中就导致人体多个器官受损。长期未控制的高血压会造成血管内膜损伤，导致动脉硬化进展，并且波动的血压可能导致动脉破裂出血。因此，有高血压的人比无高血压的人患脑卒中的风险高7倍，一旦发现高血压，无论是否有症状，都应进行治疗。

坚持良好的生活方式对控制血压有一定的帮助。饮食方面应低盐、低脂饮食，每天食盐量应控制在5克以内，尽量不吃火腿、腌制品、辣酱等高盐食物，多吃蔬菜及水果，限制饮酒，戒烟，坚持运动，可进行快步走、慢跑、游泳、骑车等锻炼。对于血压处于正常高值的人群，建议调整生活方式以改善血压水平。如果效果不佳，再考虑服用降压药物。

确诊的高血压通常需要终身治疗，应在医生的建议下根据个人的不同情况选择合适的降压药物，服用降压药后，需定时监测血压水平，根据具体血压水平适当调整用药，使血压控制在目标范围内。一般来说，高血压患者的目标血压值是140/90毫米汞柱以下，如果合并肾病、糖尿病，可依具体情况将血压控制在130/80毫米汞柱以下。临床上提倡使用半衰期超过24小时的长效降压药，每天吃一次药，就可以控制好全天的血压，防止血压波动较大。一般情况下，夜间睡眠时血压比白天高，因此，建议晨起时口服降压药。

很多患过脑卒中的患者在平时控制血压时，收缩压一定要降到120毫米汞柱才放心，还有些患者感到头晕就认为是血压升高了，自行增加药量，反而导致血压过低，脑灌注不足。其实血压并不是越低越好，就像是水压不够的水管，水的供应就会不足，当血压过低时，容易出现低灌注脑梗死。因此，高血压患者应做好血压监测，并听从医嘱进行药量的增减。

35 导致脑卒中的"甜蜜杀手"——糖尿病

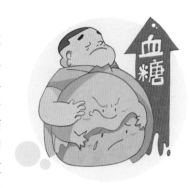

随着人们生活水平的提高，饮食结构的改变，近年来糖尿病发病率在逐年上升。我国的糖尿病患者有至少1.09亿人，居全球之首。糖尿病患者是卒中的高危人群，其发生卒中的风险是普通人的2~4倍。糖尿病的卒中患者中，缺血性脑卒中发病率比出血性脑卒中发病率高，而且脑梗死多为中小面积的缺血。糖尿病患者发生脑卒中的病死率及致残率都较高，预后通常较差，约1/5的糖尿病患者最终死于脑卒中。糖尿病，可以称为引发脑卒中的"甜蜜杀手"。

血糖多高算是糖尿病呢？空腹血糖（至少8小时以上未进食）≥7.0毫摩尔/升或随机血糖（任意时间点测量）≥11.1毫摩尔/升，或者葡萄糖负荷试验2小时后血糖≥11.1毫摩尔/升均可诊断为糖尿病。如果空腹血糖值在6.11~7.00毫摩尔/升之间，葡萄糖负荷试验后2小时血糖<7.8毫摩尔/升，称为空腹血糖受损。如果空腹血糖值<7毫摩尔/升，葡萄糖负荷试验后2小时血糖在7.8~11.1毫摩尔/升之间，称为糖耐量减低。空腹血糖受损和糖耐量减低的患者都是糖尿病的"后备军"，为糖尿病前期，日后发展成糖尿病的风险非常高。

糖尿病主要分为1型糖尿病和2型糖尿病。1型糖尿病多发生于儿童或青年人中，由于体内分泌胰岛素不足，导致胰岛素缺乏造成的。2型糖尿病多发生于中老年人，体型大多比较肥胖，主要由于机体对胰岛素不敏感，导致胰岛素作用效果较差，体内胰岛素相对缺乏，有些伴胰岛素分泌减少。2型糖尿病是我国老年糖尿病患者的主要类型。由于大多数糖尿病患者发病都比较隐匿，发病及进展都比较缓慢，没有明显症状，有些会出现多饮、多尿的症状，许多人未重视，直到糖尿病引起并发症的时候才诊断糖尿病，此时病情大多比较严重了，可能导致失明、足部残疾、肾脏衰竭。因此，定期检测血糖非常重要。

糖尿病是如何导致脑卒中的呢？其机制十分复杂，有许多因素参与其中，主要原因是长期的高血糖对血管壁产生影响，导致其内皮细胞受损，产生炎症反应，血小板活化凝集，最终导致动脉粥样硬化。糖尿病患者的血液较黏稠，一旦发生血压的变化、腹泻脱水、过度劳累等情况，都易导致脑卒中发生。

由于糖尿病患者血糖水平存在波动，饮食、活动、药物的变化都易影响血糖。因此，应注意监测血糖的变化。建议家中常备便携式血糖仪，其操作简便，需血量较少，检测时间短，因此应用十分广泛。采血时建议选取指尖、足跟两侧采血，采血前使用75%酒精擦拭采血部位，待干后进行皮肤穿刺，穿刺后弃去第1滴血液，将第2滴血液置于血糖试纸上，注意手指不要接触测试试纸。使用血糖仪期间应每年矫正1～2次。

糖尿病患者控制血糖目标值：空腹血糖为4.4～6.1毫摩尔/升，餐后2小时血糖在4.4～7.8毫摩尔/升之间，糖化血红蛋白<6.5%。

糖尿病及糖尿病前期的人群应进行适当的生活方式干预。饮食方面，主食应定时、定量、限量，建议粗细粮搭配，尽量不吃土豆、粉条、莲菜、红薯、山药等含淀粉高的食物，吃这些食物的话应适当减少主食量，多吃蔬菜，青菜类不限量，两餐之间饥饿的时候可以加食黄瓜类食物。对于肾功能正常的糖尿病患者，每日需保证优质蛋白摄入，每天可以吃1个鸡蛋、250克牛奶、100克瘦肉、150克豆制品，均匀分至三餐中。可定时适量吃些水果，应选择含糖量较低的水果。不能喝含糖饮料、吃零食，尽量不要饮酒，限制摄入含盐量高的食物。另外，适当运动也是十分重要的。建议在餐后半小时至2小时之间进行适当运动，每日运动量需保持恒定，可根据自身情况选择合适的运动方式，如骑车、跑步、球类运动、瑜伽、散步等，需注意不要过度劳累。

如果在控制饮食、加强锻炼的情况下血糖仍不能得到有效控制，应在医生的指导下进行药物治疗，包括口服降糖药和胰岛素。口服降糖药种类较多，通过不同机制降低血糖，双胍类（如二甲双胍）可减少肝脏产生葡萄糖，磺脲类（如格列本脲）和格列奈类（如瑞格列奈）促进胰岛细胞分泌胰岛素，α-苷酶抑制剂（如拜糖平）可延缓碳水化合物在肠道内的吸收以降低餐后血糖，噻唑烷二酮类（如吡格列酮）可以增加胰岛素的敏感性。如果2型糖尿病患者应用口服降糖药控制不佳或存在禁忌，以及1型糖尿病患者，应使用胰岛素来控制血糖。胰岛素可分为超短效、短效、中效、长效、长效类似物及预混胰岛素。应根据个体不同的血糖水平及胰岛素水平在医生指导下用药，并定期检测血糖水平，了解血糖控制情况。

高血糖不好，那么血糖越低越好吗？答案当然是否定的，低血糖的危害比高血糖更大。饮食量少、降糖药用量较大、活动较多，或者饮酒，都可能出现低血糖。糖尿病患者一般以血糖低于3.9毫摩尔/升为低血糖的诊断标准。低血糖的典型症状是心慌、出汗、饥饿感、颤抖、面色苍白、软弱无力，低血糖的发作会损伤神经系统，易并发心脑血管疾病，还可能导致意识障碍、昏迷，甚至死亡。因此，预防低血糖十分重要，糖尿病患者需随身携带含糖饼干、巧克力等食物，以便在发生低血糖时能够缓解症状，如果进食后症状仍不能缓解，应及时至医院就诊。

36 哪些症状提示可能发生脑卒中了?

脑卒中包括缺血性卒中和出血性卒中,其中令大家耳熟能详的是脑梗死和脑出血,大家可谓是谈卒中色变,早期识别脑卒中的发生可以及时至医院进行诊治。

(1)一侧肢体无力。很多患者就诊时说"我睡觉前还好好的,晚上起夜的时候走不了路了""我正开车,踩了一脚刹车,腿不能动了""我正吃饭呢,突然碗掉了"。

(2)一侧肢体麻木。

(3)一侧面部麻木或口角歪斜。后者很多都是由别人发现的,聊天的时候对方发现嘴歪。

(4)说话不清或理解语言困难。

(5)双眼向一侧凝视。

(6)一侧或双眼视力丧失或模糊。

(7)眩晕伴呕吐。

(8)既往少见的严重头痛、呕吐。

(9)意识障碍或抽搐。

国际通用的快速识别脑卒中的 FAST 评估法,可帮助非医学专业的您快速识别脑卒中。F:face is uneven(面瘫/口角歪斜),露齿或微笑,嘴角是否歪向一侧;A:arm is week(肢体无力),双臂平举10秒,是否一只胳膊不能维持而下落;S:speech is strange(言语不清),说一句话,是否有说不清楚,词不达意,或不能说话,或不能听懂;T:time to call(拨打120),迅速求助。

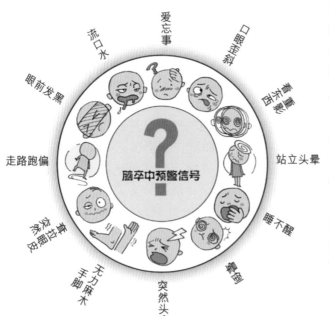

脑卒中预警信号

37　怀疑发生脑卒中时，家属应当怎样做？

（1）**家里或医院之外的其他地点**

1）立即拨打120。

2）记清楚患者发病的准确时间——有利于缺血性脑卒中治疗方案的选择。

3）不要马上吃降压药——可能会加重缺血性脑卒中。

4）不要吃降糖药——可能加重缺血性脑卒中。

5）不要过分搬动，不恰当的搬动会加重出血性卒中患者病情。

6）不要哭喊或摇晃患者，注意安慰患者，避免造成患者心理压力。

7）患者出现昏迷，保证呼吸道通畅，及时清理呕吐物，头偏向一侧，此时切勿喂水或饮料防止误吸造成窒息。

8）患者发生抽搐时不要向口腔内放置任何物品，不要强行撬开牙齿，不要用力按压患者肢体，不要将手指伸入患者口中（可能会被咬断），将患者头向一侧偏斜，避免误吸，等待抽搐停止。

9）让了解病情的家属陪同入院向医生提供详细的情况。

10）无家属者，患者本人在可能的情况下利用纸笔、录音、视频等记录自己发病的时间、情况、年龄、既往史、家族史、用药史。

（2）**急救车转运途中**　尊重急救医师的建议，不要舍近求远，去就近的可以处理脑卒中疾病的医院，不要一味地要求送至有名气的医院，必须争分夺秒，否则可能错过最佳治疗时间。

（3）**到达医院后**　配合医生，这是最重要的。需要有可以做决策的家属在场，比如缺血性脑卒中是否溶栓、是否放支架，脑出血是否手术等。提供给医生最直接的信息，比如发病的时间、发病的过程及表现等，避免"我正在做饭，突然听见一声响，我想着是不是杯子掉了"或"我看到我爸爸，我就知道他脑梗死了，我们隔壁老王就是这样得病的"等题外话。

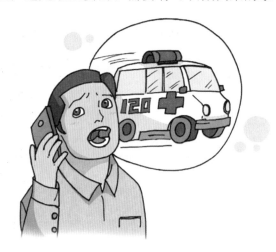

38 怀疑发生脑卒中时，先做头部CT，又做头部磁共振，是不是重复检查了？能不能只做一种？

CT是脑出血和蛛网膜下腔出血的首选检查；对急性缺血性脑卒中患者应首先完成急诊CT，以排除脑出血；在溶栓治疗前，应完成CT检查，以排除脑出血；CT是监测脑梗死后恶性脑水肿及出血转化的常用技术。

CT扫描可诊断早期脑出血。磁共振（MRI）平扫缺乏特征性表现，不建议用于早期脑出血的诊断。

CT扫描对于幕下病变显示效果较差，脑梗死发生后24小时内，由于梗死灶尚未完全形成，CT扫描往往不能发现明显异常。

与CT相比，磁共振成像能显示人体任意断面的解剖结构，对软组织的分辨率高，无骨性伪影，可清楚显示脊髓、脑干和后颅窝等处的病变。

普通磁共振成像（T_1加权、T_2加权及质子相）在识别急性小梗死灶和后颅窝梗死方面明显优于脑CT平扫。MRI可清晰显示早期缺血性梗死，梗死灶T_1呈低信号、T_2呈高信号，出血性梗死时T_1加权像有高信号混杂。MRI弥散加权成像（DWI）在症状出现数分钟内就可显示缺血灶，虽然超早期显示的缺血灶有些是可逆的，但在发病3小时以后显示的缺血灶基本代表了脑梗死的范围。灌注加权成像（PWI）可显示脑血流动力学状况和脑组织缺血范围。弥散-灌注不匹配（PWI显示低灌注区而无与其相应大小的DWI异常）可提示可能存在的缺血半暗带大小。T_2加权梯度回波磁共振成像和磁敏感加权成像可以发现脑CT不能显示的无症状性微出血。

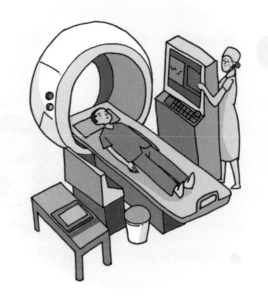

因此，CT与磁共振在对脑卒中的诊断中具有相辅相成作用，并非为重复检查。

39　静脉药物溶栓后又动脉介入取栓，是不是重复治疗了？能不能只做一种？

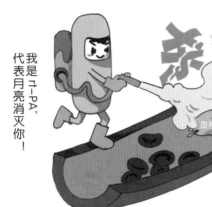

　　静脉溶栓是目前最主要恢复血流的措施，药物包括重组组织型纤溶酶原激活剂（rt-PA）、尿激酶和替奈普酶。rt-PA 和尿激酶是我国目前使用的主要溶栓药，现认为有效挽救半暗带组织时间窗为 4.5 小时内或 6 小时内。

　　（1）对于急性缺血性脑卒中患者　如满足下述条件，可采用血管内介入治疗：①发病前 mRS 评分为 0 分或 1 分；②明确病因为颈内动脉或大脑中动脉 M1 段闭塞；③年龄 ≥18 岁；④NIHSS 评分 ≥6 分；⑤ASPECTS 评分>-6 分；⑥动脉穿刺时间能够控制在发病 6 小时内。

　　（2）对于大脑中动脉M1段及颈动脉闭塞而致急性缺血性脑卒中患者　如发病前 mRS 评分>1 分、ASPECTS<6 分或 NIHSS 评分<6 分，在仔细分析获益风险后，可考虑对筛选后的患者进行动脉取栓。

　　如患者同时满足静脉溶栓与动脉取栓的条件，推荐进行静脉溶栓动脉取栓桥接治疗模式，不推荐越过静脉溶栓直接进行血管内处理，且不应等待观察静脉溶栓的具体疗效。对于大脑前动脉、椎动脉、基底动脉及大脑中动脉M2 段闭塞而致急性缺血性脑卒中患者，在仔细分析获益风险后，可考虑对筛选后的患者进行动脉取栓治疗。对发病 6～16 小时内影像学明确为前循环大血管闭塞的急性缺血性脑卒中且符合 DAWN 或 DEFUSE-3 标准的患者，推荐血管内介入治疗。对发病 16～24 小时内影像学明确为前循环大血管闭塞的急性缺血性脑卒中且符合 DAWN 标准的患者，可采用血管内介入治疗。各类新式取栓器械可根据患者的具体情况加以选用，但应严格控制适应证。对于同时具备颅内血管闭塞和颅外血管闭塞的串联病变的患者，进行取栓治疗可能是合理的，其具体取栓模式可根据患者病变情况个体化选择。

40 入院诊断脑梗死，给予治疗后病情还是在加重，是不是诊断、治疗不对？

相信每个神经内科医生都遇到过治疗后仍在加重的脑梗死。进展性脑梗死，亦名恶化性脑梗死，指任何原因导致的神经功能进展性恶化的脑梗死。

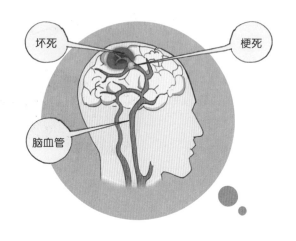

进展性脑梗死可以分为两种时期：①最初 48～72 小时内出现的早期神经功能恶化（END），主要与脑缺血的加重有关；②病后 3～7 天出现的延迟性神经功能恶化（DND），主要与全身性原因（并发症）有关。10 年来的各项研究发现，进展性脑梗死是临床上的常见现象，发生率可在 10%～40% 之间。而发生时间，大部分患者在发病后的 48～72 小时内出现症状加重，然后病情开始趋于稳定，而少部分患者可能在这之后还在加重。进展性脑梗死与患者的预后密切相关，国内外多项研究都提示，不管是总死亡率、长期致残率、3 个月不良预后发生率还是更差生活能力等方面，END 都强烈提示预后差。

早期神经能功能恶化预测因素（临床）：高龄、入院时神经功能重度缺损、血压异常、最初 24 小时内的体温增高、血糖升高、有糖尿病史、代谢综合征、冠状动脉疾病、脑梗死开始时的播散性头痛、病前未用抗栓药物、病前短暂性脑缺血发作。进展性卒中的发生原因：80% 为脑部的原因（侧支循环衰竭、栓子移位、再发脑梗死、开通血管再闭塞、脑水肿、痫性发作、出血转化），20% 为医源性及全身的病因（低血压、代谢紊乱、感染、充血性心力衰竭或心肌梗死）。其中全身及神经系统的各种并发症是发生进展性脑梗死的一种重要原因。

由此可知，脑梗死治疗后病情加重是由复杂病因和多种影响因素导致。遇到这种情况，需仔细分析，及时纠正病因和危险因素，才有可能阻止病情加重及促进功能恢复。

41 入院诊断脑梗死，治疗期间复查头部CT，发现脑梗死出血转化，是不是诊断、治疗错了？

急性脑梗死后出血转化是脑梗死自然病程的一部分，也是溶栓等疗法的主要不良反应，不仅与脑梗死预后不良相关，也是多种改善血流疗法使用不足的重要原因。

出血转化定义为脑梗死后首次头颅 CT/MRI 未发现出血，再次头颅 CT/MRI 检查发现颅内出血，或根据首次头颅 CT/MRI 可以确定的出血性梗死。根据出血前是否采用了增加出血风险的治疗方法（包括溶栓、血管内治疗、抗栓等），分为自发性或继发性（治疗性）出血转化。可采用 NIHSS 评分增加≥4分或其他标准来定义临床症状加重（症状性出血转化），更加客观和实用的症状性出血转化定义有待进一步研究。

现有研究报告的出血性转化总体发生率差异大（0%~85%），自发性出血转化发生率为 7%~29%，溶栓后出血转化发生率为 10%~48%，其中症状性出血转化发生率为 2%~7%。血管内治疗后出血转化发生率为 46.0%~49.5%，其中症状性出血转化发生率为 2%~16%；使用阿司匹林或肝素的患者出血转化发生率为 8%~22%，其中症状性出血转化占 2%~9%。中国人群出血转化的大样本临床流行病学数据较少，有待更多研究。多数自发性出血转化发生在发病 7~14 天内，准确时间有待研究。溶栓后出血转化一般发生在溶栓后 36 小时内，可结合病史、临床症状和可行性等因素个体化选择影像检查时间。对于出血转化高风险的患者，有条件时可考虑将每 30 分钟 1 次的神经功能和生命体征监测持续至溶栓后 12 小时。

对于重症脑梗死患者可更积极地安排影像学复查。症状性出血转化应停用抗栓和溶栓等致出血药物：溶栓后症状性出血转化必要时可考虑辅助使用逆转凝血功能紊乱的药物，包括冷沉淀、纤维蛋白原、抗纤维蛋白溶解剂。

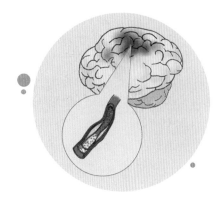

出血转化后可根据患者临床评估结果，个体化重新启用或继续使用抗栓治疗（包括抗血小板聚集或抗凝药物）。对于症状性出血转化的患者，应评估患者临床情况并权衡利弊，待病情稳定后 10 天至数周后开始抗栓治疗。出血转化后启动抗栓治疗的确切时间，有待大样本临床研究进一步探索提供证据。

42 脑出血和蛛网膜下腔出血是一种疾病吗？

脑出血是指非外伤性脑实质内出血，发病率为每年（60~80）/10万，在我国约占全部脑卒中的20%~30%。虽然脑出血发病率低于脑梗死，但其致死率却高于后者，急性期病死率为30%~40%。

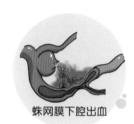

蛛网膜下腔出血

最常见病因是高血压合并细小动脉硬化，其他病因包括动静脉畸形、脑淀粉样血管病变、血液病（如白血病、再生障碍性贫血、血小板减少性紫癜、血友病、红细胞增多症和镰状细胞病等）、抗凝或溶栓治疗等。

脑出血常见于50岁以上患者，男性稍多于女性，寒冷季节发病率较高，多有高血压病史。多在情绪激动或活动中突然发病，少数也可在安静状态下发病。一般应卧床休息2~4周，保持安静，避免情绪激动和血压升高。严重脑出血危及患者生命时内科治疗通常无效，外科治疗则有可能挽救生命；但如果患者预期幸存，外科治疗较内科治疗通常增加严重残疾风险。

颅内血管破裂，血液流入蛛网膜下腔，称之为蛛网膜下腔出血（SAH）。分为外伤性和自发性两种情况。自发性又分为原发性和继发性两种类型。原发性蛛网膜下腔出血为脑底或脑表面血管病变破裂，血液流入蛛网膜下腔，占急性脑卒中的10%左右。颅内动脉瘤是最常见病因，占75%~80%。血管畸形，约占蛛网膜下腔出血病因的10%，其中动静脉畸形占血管畸形的80%。其他病因还有烟雾病（占儿童蛛网膜下腔出血的20%）、颅内肿瘤、垂体卒中、血液系统疾病、颅内静脉系统血栓和抗凝治疗并发症等。约10%患者病因不明。

蛛网膜下腔出血临床表现差异较大，轻者可没有明显临床症状和体征，重者可突然昏迷甚至死亡。以中青年发病居多，起病突然（数秒或数分钟内发生），多数患者发病前有明显诱因（剧烈运动、过度疲劳、用力排便、情绪激动等）。

蛛网膜下腔出血应急诊收入院诊治，绝对卧床休息4~6周，绝对卧床意味着排便等都在床上进行。因动脉瘤引起的蛛网膜下腔出血患者，病情评估后，多需早期行手术夹闭动脉瘤或介入栓塞治疗。

蛛网膜下腔出血总体预后较差，其病死率高达45%，存活者亦有很高的致残率。动脉瘤性蛛网膜下腔出血死亡率高，约12%的患者到达医院前死亡，20%死于入院后，存活者一般遗留永久性残疾。未经外科治疗者约20%死于再出血，死亡多在出血后最初数日。

43 动脉瘤是肿瘤吗？能手术切除吗？

因脑血管疾病的高发，至医院行头磁共振平扫和磁共振血管成像的人越来越多。颅内动脉瘤这个名词也频繁地出现在报告单里。大家听肿瘤而色变。听见"动脉瘤"这三个字就惊慌失措，我们现在就详细了解一下动脉瘤。

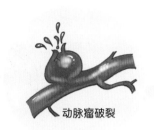
动脉瘤破裂

请大家放心，颅内动脉瘤并不是真正的肿瘤，没有"良性、恶性"的说法，不会扩散，不会转移，只是一种形象的描述，形容脑部动脉血管壁上的异常膨出，好像是长在血管上的"瘤"。就跟轮胎上鼓出来一个包一样。当瘤体变大、瘤壁变薄、瘤体内血液冲刷到极限时可能会破裂，引起蛛网膜下腔出血等致命急症。

正常人的血管壁有三层组织结构，即外膜、中膜和内膜，三层结构贴合在一起，形成一个完整的血管壁。当血管内膜受伤，内膜会变脆、增厚，并凹凸不平，中膜会有一些纤维结缔组织，甚至有一些变形、坏死。此时，血管壁变得很不健康，在血液的长期冲击下，逐渐向外膨出，形成动脉瘤。年龄、吸烟、高血压、药物滥用（特别是可卡因的使用）和大量饮酒会增加颅内动脉瘤发生的风险。此外，某些类型的动脉瘤可能发生在头部损伤、血液感染之后。另外，还有一些遗传相关的风险因素，包括遗传性结缔组织疾病、多囊肾病、先天性主动脉狭窄、脑动静脉畸形、脑动脉瘤家族史等。随着人们生活水平的不断提升，生活方式及饮食结构的变化，颅内动脉瘤发病率逐年上升，并有年轻化趋势。临床发现，一些二三十岁的年轻人也会得脑动脉瘤，这部分人通常有高血压、生活作息不规律、长期大量吸烟、酗酒，或有动脉瘤家族史。

颅内动脉瘤世界范围内的患病率为 0.2%～9.0%，多为单发，20%～30% 为多发，可发生在任何年龄，发病高峰在 40～60 岁，女性稍多。根据动脉瘤的形态，可以分为囊性动脉瘤、梭形动脉瘤和夹层动脉瘤。根据动脉瘤大小可分为小型动脉瘤（<5 毫米）、中型动脉瘤（5～10 毫米）、大型动脉瘤（11～25 毫米）和巨大型动脉瘤（>25 毫米）。

突然、剧烈的头痛是动脉瘤破裂的主要症状。这种头痛通常被描述为有生以来最严重的头痛。未破裂的脑动脉瘤可能不会产生任何症状。较大的、未破裂的动脉瘤可能会压迫邻近的脑组织或脑神经出现相应的局灶症状，可能导致某侧眼睛疼痛、瞳孔扩大、视力改变或复视，头、枕、背部疼痛等症状。

44 什么是短暂性脑缺血发作？
为什么要重视短暂性脑缺血发作？

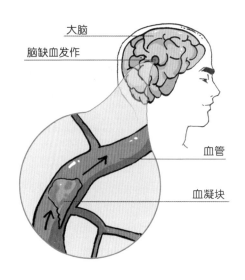

大脑
脑缺血发作
血管
血凝块

短暂性脑缺血发作，又叫小中风。短暂性脑缺血发作是由于局部脑或视网膜缺血引起的短暂性神经功能缺损，临床症状一般不超过 1 小时，最长不超过24 小时，且无责任病灶的证据。凡神经影像学检查有神经功能缺损对应的明确病灶者不宜称为短暂性脑缺血发作。近来研究证实，对于传统短暂性脑缺血发作患者，如果神经功能缺损症状超过 1 小时，绝大部分神经影像学检查均可发现对应的脑部小梗死灶，此时，就已经是缺血性卒中的范畴了。

与缺血性卒中不同的是，短暂性脑缺血发作是短暂的，缺血后很快血管再通了。它是指在短时间内脑血流量减少引起的脑功能障碍，每次犯病的时间持续不久，通常是数秒钟、数分钟或数小时等，最长不超过 24 小时。往往因症状来得快，消失也快，恢复后不留任何后遗症而易被人忽视。实际上，短暂性脑缺血发作是急症，发病后 2 天或 7 天内为卒中的高风险期，对患者进行紧急评估与干预可以减少卒中的发生。临床医师还应提前做好有关的准备工作，一旦短暂性脑缺血发作转变成脑梗死，不要因等待凝血功能等实验室检查结果而延误溶栓治疗。

短暂性脑缺血发作后 7 天内脑梗死的发生率为 4%～10%，90 天内卒中风险为 10%～20%（平均11%），且 50% 卒中发生在 2 天内。从本质上来说，短暂性脑缺血发作和脑梗死是缺血性脑损伤这一动态过程的不同阶段。建议在急诊时，对症状持续≥30 分钟者，应按急性缺血性卒中流程开始紧急溶栓评估，在 4.5 小时内症状仍不恢复者应考虑溶栓治疗。在有条件的医院，尽可能采用弥散加权磁共振（DWI）作为主要诊断技术手段。如 DWI 未发现急性脑梗死证据，诊断为影像学确诊短暂性脑缺血发作；如 DWI 有明确的脑急性梗死证据，则无论发作时间长短均不再诊断为短暂性脑缺血发作。

45　什么是心源性卒中？为什么要重视心源性卒中？

大家都知道"心脑血管疾病"这个名词，都知道心血管和脑血管疾病是很吓人的，那大家知道"心源性卒中"是指什么吗？

首先我们要明白什么是"栓塞"。脑栓塞是指各种栓子随血流进入脑动脉，使血管急性闭塞或严重狭窄，导致局部脑组织缺血、缺氧性坏死，而迅速出现相应神经功能缺损的一组临床综合征。脑栓塞栓子来源可分为心源性、非心源性和来源不明性三种类型。脑栓塞在临床上主要指心源性脑栓塞。近来研究表明，心源性脑栓塞较大动脉粥样硬化型脑梗死可能更常见，约占全部脑梗死的20%。心源性脑栓塞容易复发和出血。

静脉栓子经未闭合的卵圆孔和缺损的房间隔迁移到脑动脉，称为反常栓塞。反常栓塞多在促进右向左分流的活动过程中发病，如用力排便、咳嗽、喷嚏、性交等。患者常有久坐、近期手术等诱发下肢深静脉血栓形成的因素，或存在脱水、口服避孕药等导致高黏血症或高凝状态的原因，有些患者在发生脑栓塞的前后并发了肺栓塞（表现为气急、发绀、胸痛、咯血和胸膜摩擦音等）。

近1/6脑卒中由房颤导致，房颤引起的心源性脑栓塞是80岁以上人群脑梗死的首要病因。

大多数心源性脑栓塞患者伴有房颤、风湿性心脏病、急性心肌梗死等提示栓子来源的病史。大约1%心源性脑栓塞同时并发全身性栓塞，出现肾栓塞（腰痛、血尿等）、肠系膜栓塞（腹痛、便血等）和皮肤栓塞（出血点或瘀斑）等表现。

总体来说，心源性脑栓塞比其他类型脑栓塞预后差，致残率高。这主要与来源于心房和心室腔的血栓较大有关。急性期病死率为5%～15%，多死于严重脑水肿、脑疝、肺部感染和心力衰竭。如栓子来源不能消除，10%～20%的脑栓塞患者可能在病后1～2周内再发，再发病死率更高。

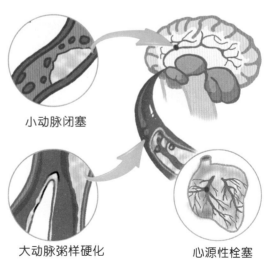

小动脉闭塞

大动脉粥样硬化　　　心源性栓塞

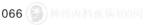

46 按时、按量服药了，为何又犯了脑梗死？

这个问题的解答就要从脑梗死的病因及发病机制说起了。常用的分型方法，把缺血性脑卒中分为大动脉粥样硬化型、心源性脑栓塞、小动脉闭塞型、其他原因型和原因不明型5型。不同的分型代表了不同的病因及机制。①大动脉粥样硬化型指颅内外大动脉或其皮层支因粥样硬化引起明显狭窄，狭窄程度通常需大于50%，同时存在由此造成的临床表现和影像学表现。②心源性栓塞型指由来源于心脏的栓子引起。③小动脉闭塞型是由大脑半球或脑干深部的小穿支动脉，因高血压等因素，导致血管壁病变，管腔闭塞引起。临床表现为纯运动性卒中、纯感觉性卒中、共济失调-轻偏瘫综合征。影像学表现为腔隙性梗死灶。④其他原因型指由明确的其他少见原因所致，如动静脉血管畸形、烟雾病、动脉炎、凝血功能障碍、红细胞增多症等。⑤不明原因型指经全面检查仍未发现病因，或存在一个以上病因，但难以归属到上述病因分型中。

另外，脑卒中的危险因素很多，分为可干预性和不可干预性。可干预性危险因素包括高血压、心脏病、糖尿病、血脂异常、高同型半胱氨酸血症、吸烟、酗酒、肥胖、口服避孕药、缺乏体育锻炼等。不可干预因素包括年龄、性别、种族、遗传因素等。

由此，我们知道，首先，需分清脑梗死的类型，然后服用正确的药物。如大动脉粥样硬化型需要服用抗血小板聚集药物和他汀类药物；心源性脑栓塞需积极诊治心脏疾病，还要根据情况应用抗凝药物，如合并持续性心房颤动，评估血栓风险，可应用抗凝药物预防卒中再发；小动脉闭塞型需积极控制危险因素如血压、血糖等，若由血管炎引起者，还需加用激素类药物。其次，积极纠正可干预危险因素。是否控制好血压、血糖、血脂等，是否做到戒烟、限酒。其中饮酒的推荐标准为男性每日饮酒的换算酒精量不超过25克，女性的标准减半。是否进行适度的体育锻炼和控制体重。推荐运动方案应个体化，中老年人和高血压患者运动前应先进行心脏应激检查，充分考虑运动限度。健康成人每周进行至少3~4次，每次持续至少40分钟的中等或以上强度的运动，且为有氧运动。再次，还需要评估是否存在药物抵抗情况。如存在阿司匹林或氯吡格雷药物抵抗时，需要增加剂量或更换其他抗血小板聚集药物。最后，还要确保药物的来源是正规途径的真药，这一点最容易忽略，也是最重要的。

47 脑卒中后怎样控制血压？怎样避免血压波动？

　　脑卒中后的血压控制在不同的疾病阶段有不同的降压策略。脑卒中急性期的血压控制，约70%的急性缺血性脑卒中患者，由于发病时存在的焦虑、烦躁、恶心、呕吐、头痛、头晕等因素，测量血压会有应激性升高。但多在24小时内自发降低。对于病情稳定，不伴有颅高压或严重并发症的患者，发病24小时后血压水平可基本代表其病前血压水平。因此，指南推荐对发病24小时内血压升高的缺血性脑卒中患者，应优先处理紧张、焦虑、疼痛、颅压升高、恶心、呕吐等诱发血压升高的因素。若收缩压持续大于200毫米汞柱，或舒张压持续大于110毫米汞柱，或伴有严重心功能不全、主动脉夹层、高血压脑病的情况，可给予降压治疗。主张选用拉贝洛尔、尼卡地平等静脉药物，采用微量输液泵持续泵入，并监测血压，避免血压急剧下降。对于在准备静脉溶栓、桥接血管内取栓或动脉内治疗等特殊情况时，应把血压控制在收缩压＜180毫米汞柱、舒张压＜100毫米汞柱。脑卒中稳定期的血压控制，同时也是脑卒中二级预防治疗目标。若血压持续≥140/90毫米汞柱，可在发病数天后开始启动降压治疗。降压的目标值推荐为收缩压＜140毫米汞柱、舒张压＜90毫米汞柱。但对于由血容量不足和低血流动力学引起的脑卒中，血压控制时应权衡降压的速度、幅度及患者耐受性等因素。选择何种降压药物、服用的具体剂量及降压的目标值，应由医生综合脑卒中特点、合并疾病状况和药物特点等决定。

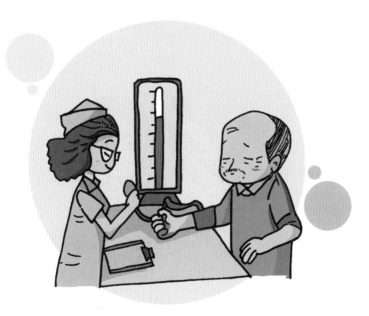

48 脑卒中后怎样控制血脂？怎样避免血脂波动？

高胆固醇血症、降低的高密度脂蛋白胆固醇和增高的低密度脂蛋白胆固醇（LDL-C）是动脉粥样硬化的重要危险因素。如何安全有效地降低低密度脂蛋白胆固醇水平是缺血性脑卒中二级预防的重要内容。控制血脂的基础是生活方式干预，主要包括饮食控制和体育锻炼。脑血管健康管理共识推荐清淡饮食习惯，即成人每天食盐不超过 6 克，每天烹调油 25～30 克，每天摄入糖不超过 50 克，最好控制在 25 克以下。在此基础之上，再辅以药物治疗。常用药物包括阿托伐他汀、瑞舒伐他汀、普伐他汀、辛伐他汀、普罗布考、非诺贝特等。有研究显示，5 年强化的他汀类药物治疗可使缺血性脑卒中相对风险降低 16%，进一步分析显示他汀类药物治疗在不同病因类型、年龄、性别和基线胆固醇水平的患者均有作用。因此，对于动脉粥样硬化性缺血性脑卒中患者，无须考虑基线低密度脂蛋白胆固醇水平，均要在生活方式干预的基础上，根据患者年龄、性别、伴随疾病及耐受性等个体情况，启动他汀治疗。缺血性脑卒中二级预防指南推荐，对于非心源性缺血性脑卒中患者，无论是否具备动脉粥样硬化证据，推荐给予高强度他汀类药物长期治疗。推荐将低密度脂蛋白胆固醇 ≤1.8 毫摩尔/升或基线低密度脂蛋白胆固醇下降 ≥50% 作为胆固醇降低的参考目标值。在以下情况推荐强化他汀类药物治疗：①非心源性缺血性脑卒中患者基线低密度脂蛋白胆固醇 ≥2.6 毫摩尔/升；②缺血性脑卒中病因为颅内大动脉粥样硬化性重度狭窄（狭窄率 70%～99%）；③缺血性脑卒中病因为颅外大动脉粥样硬化性狭窄。

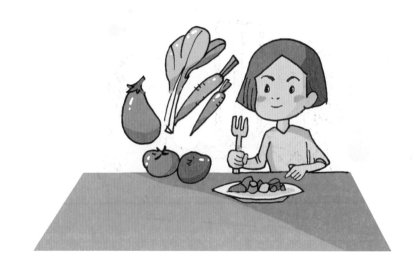

49 脑卒中后怎样控制血糖？怎样避免血糖波动？

　　糖尿病是缺血性脑卒中的独立危险因素，糖尿病患者发生卒中的风险是普通人的 1.8～6.0 倍。相比非糖尿患者群，糖尿病患者合并动脉粥样硬化、肥胖、高血压及血脂异常等危险因素的比例均较高。在缺血性脑卒中患者中，60%～70% 存在糖代谢异常或糖尿病。糖尿病同时也是脑卒中患者预后不良的危险因素。糖尿病控制的基础是生活方式干预，包括合理饮食和适当的体育锻炼。降糖药物包括口服的降糖药物和皮下及静脉应用的胰岛素。指南推荐，缺血性脑卒中患者均应接受空腹血糖、糖化血红蛋白（HbA1c）监测，无明确糖尿病病史的患者在急性期后应接受口服葡萄糖耐量实验筛查。对于糖尿病患者，若血糖超过 10 毫摩尔/升，可给予胰岛素治疗，建议血糖控制在 7.8～10.0 毫摩尔/升。推荐糖化血红蛋白 <7% 作为血糖控制的治疗目标，但同时要注意个体化调整。对于病程短、不伴有明显心血管疾病的年轻患者，在避免低血糖情况下，可以考虑将糖化血红蛋白控制在 6.0%～6.5%。

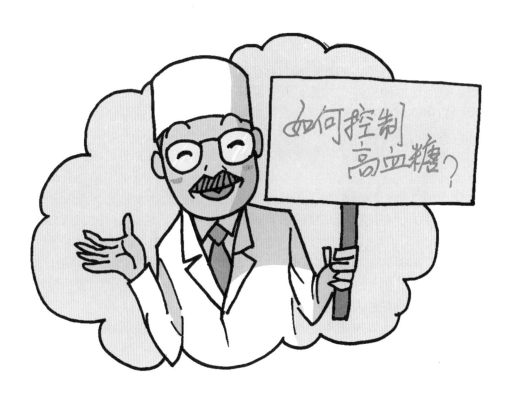

50 脑卒中后，血脂不高了，还要继续服用"他汀"类药物吗？

对于这个问题，首先，我们需要了解血脂的来源及代谢。血浆中含有的脂类统称为血脂，包括甘油三酯、磷脂、胆固醇及游离脂肪酸。其在血液中与蛋白质结合构成脂蛋白。血脂来源于食物中脂类的消化吸收和储存脂肪的分解转移。血脂的去路包括构成机体组织、储存在皮下、参与合成体内腺体分泌物和氧化分解产生能量。所以在停用他汀类药物后血脂有

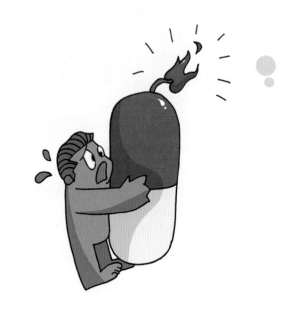

可能再次升高。其次，如何定义血脂的高低？在缺血性脑卒中的二级预防指南中，血脂达标的推荐目标值，并不是实验室化验的正常范围，而是将低密度脂蛋白胆固醇≤1.8毫摩尔/升或基线低密度脂蛋白胆固醇下降≥50%作为胆固醇降低的参考目标值。所以他汀类药物治疗的目标并不是血脂正常，而是血脂达标。最后，能不能继续服用他汀类药物，还取决于药物的安全性。他汀类药物可引起转氨酶的异常和肌酶的增高，甚至可能引起横纹肌溶解。但总体上他汀类药物的长期服用是安全的。他汀类药物引起的转氨酶升高通常是一过性的，在停药或减量后多可恢复。服用他汀类药物期间，需要定期化验肝功能和肌酶谱。缺血性脑卒中的二级预防指南推荐，在排除其他因素导致后，若出现转氨酶升高超过3倍正常值上限，肌酶升高超过5倍正常值上限，应停药。另外在老年人或合并严重脏器功能不全的患者，服用他汀类药物初始剂量不宜过大。

因此，在缺血性脑卒中发生后，推荐长期服用他汀类药物。但具体的服用时间长短，建议定期门诊复诊，结合患者年龄、性别、血脂水平、体重指数、颅内外动脉狭窄等情况，由专业医生给出个体化建议。

51 "嘴歪眼斜"就是中风么？

"嘴歪眼斜"常常作为脑卒中的典型症状之一，而被人们熟知。但有一种嘴歪眼斜，称为面神经麻痹，和脑卒中不是一回事。

面神经麻痹，也叫作 Bell 麻痹，即由于面神经麻痹出现的一系列表现，面部额纹消失、闭目不全或不紧、口角歪斜、流涎，讲话时患侧漏风，不能做皱眉、闭目、露齿、鼓腮和吹口哨等动作。吃饭时，食物常滞留于患侧面颊内侧，并伴口水流出。在面神经走行路径中，不同的部位受累可出现不同的症状。除以上共同的表现外，在茎乳孔附近受累，还可出现耳后疼痛；在膝状神经节前损害，可出现舌前 2/3 不能识别味觉，听觉过敏、过度回响；在膝状神经节受累，常有特异性的带状疱疹病毒感染，在耳后、外耳道和鼓膜部位出现疱疹，除包括膝状神经节前损害的症状，还可出现耳后疼痛。以上通常为单侧症状，双侧受累者罕见。

那么该病的诱因和病因是什么？需要哪些检查和治疗呢？

面神经麻痹在发病前可有受凉、吹风或上呼吸道感染病史，可能与嗜神经病毒感染或炎性反应有关。在任何年龄和季节均可发病，其中 20 ~ 40 岁多见。病情多在 3 天左右达到高峰。该病需要头颅磁共振检查以除外脑卒中等，行面神经肌电图评估病情严重程度及恢复可能。

治疗上，对于无禁忌证的患者，建议早期使用糖皮质激素治疗，并尽早联合抗病毒药物。说到这里，您是不是对应用激素有很多顾虑？是的，这个就是可能会出现向心性肥胖、引起血压和血糖升高、骨质疏松等副作用的激素。那是不是可以不用激素，而单用抗病毒药物呢？指南明确指出，不建议单用抗病毒药物。在这个疾病治疗中，激素应用的时间较短，通常 1 周，并且在应用激素同时，给予氯化钾缓释片、碳酸钙 D_3 片、质子泵抑制剂等预防激素副作用。所以该病的激素治疗相对安全，发生激素副作用的可能性较小。另外还需给予维生素 B_1、维生素 B_{12} 等 B 族维生素促进神经修复。药物治疗之外，还需要神经康复治疗，包括针灸、理疗、物理治疗等。因为眼睛不能闭

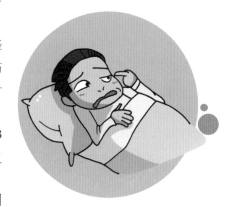

合，角膜暴露，还要特别注意保护眼睛，可使用眼罩、左氧氟沙星滴眼液等预防结膜炎。

52 "手麻、脚麻"是脑梗死吗？

"手麻、脚麻"在日常生活中是非常常见的症状。在神经科门诊，因"手麻、脚麻"来就诊的人也非常多。那么，"手麻、脚麻"是脑梗死吗？什么原因会导致手麻、脚麻？还得从简单的神经系统基本知识讲起。

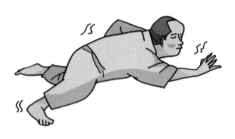

我们的神经系统，分为中枢神经和周围神经。中枢神经，主要是大脑和脊髓；周围神经，从大脑和脊髓发出，逐渐延伸到身体的各个角落。我们说的"手脚麻木"，可以是中枢神经引起的问题，也可以是周围神经的问题。相对来说，中枢神经产生的破坏性更为严重。

（1）**脑血管病** 又称"脑卒中"，危害大，一旦发生可能严重影响生活质量，可引起手脚麻木，应当高度警惕。发病年龄一般偏大，常有高血压、糖尿病、高脂血症等脑血管病危险因素，包括缺血性和出血性脑卒中两种类型，缺血性脑卒中发病率更高，约占脑卒中总数的80%。脑血管病引起的麻木特点：麻木常是突发的，缺血性脑卒中多在睡眠中发生，出血性往往有活动或情绪波动等诱因；麻木范围常较广泛，一侧整个上肢，或整个下肢，或上下肢同时受累；部分短暂脑缺血发作患者持续半小时可自行缓解；多伴肢体无力、口角歪斜、言语不利等。

（2）**颈、腰椎病** 颈、腰椎间盘突出，压迫颈、腰椎部的神经根，出现疼痛和肢体麻木。这种麻木的特点：麻木有相应的范围，比如第3～4腰椎间盘突出压迫第4腰神经的神经根，麻木从臀部沿大腿的外侧放射到小腿前内侧，最后到足趾；同时有腰腿痛，弯腰或咳嗽、打喷嚏时加重；起病较慢，逐渐加重，可出现手足无力；往往一侧较明显，局限于上肢或下肢。

（3）**糖尿病** 糖尿病控制不好容易发生各种并发症，其中之一就是周围神经病变，其特点为：症状多见于四肢末端，包括手和脚，常呈手套、袜套样对称性麻木、疼痛和其他感觉异常；肢体无力较轻或无。所以，对于50岁以上有糖尿病病史出现双侧对称性的手脚麻木，要高度怀疑糖尿病周围神经病变的可能。

因此，手麻、脚麻是由很多原因造成的，手麻、脚麻不一定是脑梗死。当出现症状的时候，要足够重视，及时到医院进行相应的检查明确原因，进行针对性治疗。

53 明目张胆的"盗"血综合征

何谓盗血综合征？当人体内一条动脉发生局部或全部闭塞时，其远端的压力明显下降，即可产生一种"虹吸"作用，通过动脉血管的侧支从邻近血管"窃取"血液。邻近血管的血液被"窃取"，就会出现该血管供血区域供血不足的一系列症状，称为"盗血综合征"。

（1）锁骨下动脉盗血综合征　是指一侧锁骨下动脉或无名动脉在其近心端发出椎动脉前出现狭窄或完全闭塞时，患侧椎动脉压力下降，血流逆行，甚至对侧椎动脉供给脑部的血液也被部分盗取至患侧锁骨下动脉远心端，供应患侧上肢，从而产生椎-基底动脉供血不足症状。

典型表现为椎-基底动脉供血不足和患侧上肢缺血症状。椎-基底动脉供血不足症状表现为眩晕、肢体轻瘫、感觉异常、双侧视力障碍、共济失调，少数出现猝倒发作，表现为没有先兆，突然下肢肌力丧失而跌倒。患侧上肢缺血症状可有间歇性活动不灵活、上肢乏力疼痛和感觉异常，极少数可出现手指发绀或坏死。

体检发现患者患侧上肢血压降低，两上肢收缩压相差可在20毫米汞柱以上。患侧桡动脉搏动减弱或消失，同时在锁骨上窝可听到收缩期血管杂音。

（2）颈动脉盗血综合征　当发生一侧颈内动脉闭塞时，可引起对侧颈内动脉血液经前交通动脉分流入患侧，或椎-基底动脉的血液经同侧后交通动脉分流入颈内动脉以代偿性供应。如果对侧的颈内动脉或椎-基底动脉血液供应本来就不佳，此时再分出部分血液供给患侧，就会产生供血不足现象。可表现为肢体瘫痪、一过性黑蒙、失语等，或眩晕、走路不稳等椎-基底动脉供血不足的症状。

（3）椎-基底动脉盗血综合征　椎动脉发生闭塞时，特别是左右两侧椎动脉都闭塞时，一般可以通过血管网络从颈内动脉系统"盗血"。如果脑动脉代偿良好，患者可无症状。如果颈内动脉系统的血液供应本身不足，不能满足椎动脉"盗血"时，则患者可出现轻度偏瘫、失语等脑供血不足的症状。

盗血综合征的确诊，主要依靠脑血管造影检查。盗血综合征的治疗依据每个患者的病情而定。如锁骨下动脉盗血综合征，症状轻的一般无须治疗，只需注意避免患侧上肢剧烈活动；如患有高血压、糖尿病、动脉硬化等疾病，要积极治疗原发病；对于反复发作者可采取动脉内膜剥脱术、血管内支架或血管重建术等。不宜使用扩血管和降血压药物，以防盗血加重。

54 "淀粉样变"的血管是什么样?

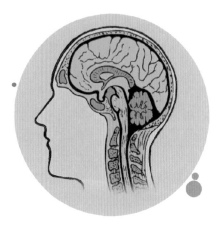

淀粉样变性是由于淀粉样蛋白沉积在细胞外基质,造成沉积部位组织和器官损伤的一组疾病,可累及包括肾、心脏、肝、皮肤软组织、神经系统、肺、腺体等多种器官和组织。

什么是淀粉样蛋白呢?它是一种不可溶的纤维性蛋白质,其名称来自于早期未成熟的碘染色技术(与碘反应类似于淀粉),使得科学家误以为它是一种淀粉,但实际上与淀粉无关。

淀粉样变的症状表现多种多样,轻重不一,和淀粉样蛋白沉积部位有关。

那么,淀粉样蛋白沉积在脑血管会是怎样的呢?就是咱们重点要说的脑淀粉样血管病(CAA)。

脑淀粉样血管病是指Aβ淀粉样蛋白沉积于脑皮质和软脑膜血管所致的脑血管病。脑淀粉样血管病临床表现包括:①脑叶出血。是脑淀粉样血管病最常见、最具致残性的表现,是受累血管变薄、变脆破裂所致。②脑微出血。脑淀粉样血管病相关脑微出血具有特征性,其分布与脑淀粉样血管病相关脑出血分布相似,以脑后部的枕、颞叶分布为主,可伴或不伴脑出血。③皮质表面铁沉积(cSS)/局灶性凸面蛛网膜下腔出血(cSAH)。是指血液崩解产物限于大脑半球凸面脑沟所致。④脑缺血性表现。除出血性改变,脑淀粉样血管病还可引起脑缺血性表现,包括白质高信号、脑微梗死、半卵圆中心的血管周围腔扩大等。⑤认知障碍。可累及多个认知域,以执行功能、情景记忆和知觉处理速度受损为主,多以慢性渐进性方式发病。

脑淀粉样血管病在老年人群中极为常见,是自发性脑出血的常见原因,也是年龄相关认知功能下降的重要原因。那么,脑淀粉样血管病都有什么治疗办法呢?

对于脑淀粉样血管病及其所致的颅内出血,目前并没有特异性的治疗手段。有研究表明,在超急性期控制血压可以显著抑制血肿的扩大;手术清除血肿被认为是一种相对安全的治疗手段,尤其是在75岁以下无脑室扩张的患者中,神经外科手术可以显著改善患者的预后。一些神经保护药物和铁离子螯合剂等药物对脑血管淀粉样变性的作用尚处于初级研究阶段。

55 最难识别的静脉窦血栓

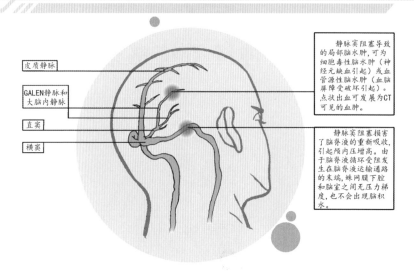

皮质静脉

GALEN静脉和
大脑内静脉

直窦

横窦

静脉窦阻塞导致的局部脑水肿,可为细胞毒性脑水肿(神经元缺血引起)或血管源性脑水肿(血脑屏障受破坏引起)。点状出血可发展为CT可见的血肿。

静脉窦阻塞损害了脑脊液的重新吸收,引起颅内压增高。由于脑脊液循环受阻发生在脑脊液运输通路的末端,蛛网膜下腔和脑室之间无压力梯度,也不会出现脑积水。

脑静脉窦血栓是一种特殊类型的脑血管疾病,发生率不足所有脑卒中的1%。通常以儿童和青壮年多见,而儿童患者中又以感染引起的侧窦和海绵窦血栓多见。化脓性中耳炎和乳突炎患者易并发横窦和乙状窦的血栓形成,统称为侧窦血栓形成。根据病变性质,脑静脉窦血栓可分为炎症型和非炎症型两类。炎症型中海绵窦和横窦是最常受累的部位;而非炎症型中上矢状窦最容易受累。

为了更好地理解脑静脉窦血栓的临床症状和体征,首先应该区分两种不同的病理生理机制。即脑静脉血栓——由静脉梗阻所产生的局灶性症状;脑静脉窦血栓——由静脉窦血栓导致颅内高压。在大多数患者中,这两种病理生理过程常同时存在。脑静脉的闭塞产生局部脑水肿和静脉型梗死。病理检查可发现扩大、肿胀的静脉,水肿(包括细胞毒性水肿和血管源性水肿),缺血性神经元损害和点状出血,而后者可融合成大的血肿被 CT 检测到。横窦、乙状窦血栓形成可导致静脉压升高,从而影响了脑脊液的吸收而产生颅内高压。因为影响的是脑脊液循环的最后通路,蛛网膜下腔和脑室之间没有压力梯度,所以脑室并不扩张,也不会导致所有的患者都出现脑积水。

颅内静脉窦血栓形成的临床表现缺乏特异性,其症状体征表现各异,急性起病,也可历经数周缓慢起病。最常见的症状包括头痛、局灶性神经功能缺损、癫痫发作、意识障碍、视盘水肿等。

脑静脉窦血栓在年轻人群中发生率不高,一般情况下难以判断,很容易误诊误治。不明原因的出血,伴有难以解释的颅内压增高,应想到脑静脉窦血栓形成可能。

三

中枢神经系统感染

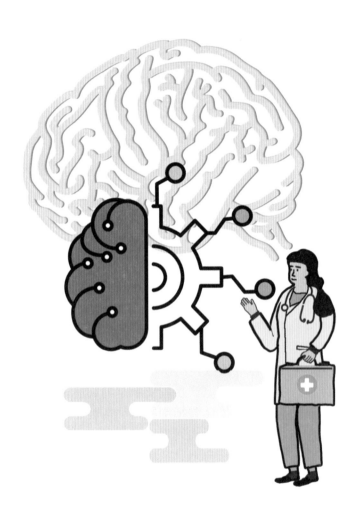

56 "扶不起的阿斗"——急性脊髓炎之殇

急性脊髓炎一旦发生，患者会出现损伤平面以下肢体瘫痪，无法站起，怎么"扶"也"扶"不起来，是极其影响生活质量的疾病。

（1）什么是脊髓？

脊髓是中枢神经系统组成部分之一，可分为相应的31个节段，发出31对脊神经分布到四肢和躯干，分为颈节（8个）、胸节（12个）、腰节（5个）、骶节（5个）、尾节（1个）。

（2）脊髓的作用？

脊髓是初级反射中枢，在大脑的支配下，完成运动、感知、精准动作、排尿排便等活动。

（3）什么是急性脊髓炎？

急性脊髓炎是感染后引起自身免疫反应所致的急性横贯性脊髓炎性病变，引起病变平面以下肢体瘫痪、感觉障碍和大小便障碍。

（4）好发于哪些人群？

可见于任何年龄，但青壮年多见，男女无差异。

（5）发病有没有诱因？

发病1~2周前常有感冒、发热、腹泻、疫苗接种等病史。劳累、外伤也易诱发。

（6）怀疑此病怎么诊断？

怀疑本病一定要立即去医院，磁共振及腰椎穿刺可以明确诊断。

（7）该病怎么治疗？

激素冲击治疗。

（8）预后如何？

预后取决于脊髓损害程度及有没有出现并发症。如无严重并发症，一般3~6个月可恢复生活自理。

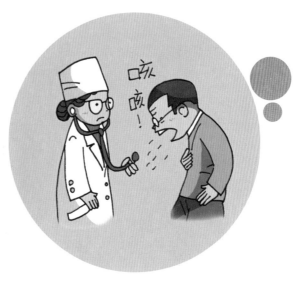

57 "都是酒精惹的祸"——脊髓亚急性联合变性之殇

现代生活中人们压力日益增加，应酬增多，许多人应用酒精交际、宣泄压力，但是，饮酒不只有宿醉的不良反应，大量、长期饮酒会导致神经系统疾病——脊髓亚急性联合变性。

（1）什么是脊髓亚急性联合变性？

是由于维生素 B_{12} 缺乏引起的一种病，主要表现为双下肢走路踩棉花感，走路不稳，肢体无力，感觉不灵敏，发麻发木。

（2）为什么会维生素 B_{12} 缺乏？

维生素 B_{12} 主要存在于肉类中，在回肠吸收，如果胃肠道做过手术、长期吃素，或者长期饮酒都容易出现维生素 B_{12} 缺乏，所以建议这类人群要监测维生素 B_{12} 的含量，注意补充。

（3）维生素 B_{12} 缺乏的危害？

维生素 B_{12} 缺乏容易出现贫血、月经不调、恶心、食欲减退、舌头发炎、牙龈出血，严重时会引起脊髓亚急性联合变性，并增加患心脏病的风险。

（4）维生素 B_{12} 缺乏怎么补充？

食物补充：动物肝脏、肉类、蛋奶、乳制品均含有；药物：维生素 B_{12} 口服，严重时可注射方式补充。另外老年人对维生素 B_{12} 吸收困难，要注意补充。当然，维生素 B_{12} 补充过量易出现副作用，像哮喘、荨麻疹、湿疹等，因此要在医生指导下正规使用。

（5）如果怀疑自己或家人得了脊髓亚急性联合变性，是否可以自己在家补充维生素 B_{12}，不需要去医院治疗？

不可以，疾病诊断不能单单依靠症状，要由专业人员进行系统查体，结合既往病史，影像学检查，经过鉴别诊断后才能确诊，若仅根据症状诊断，容易造成误诊，延误治疗时机，从而造成不可逆的神经损伤。而且，即使确诊是本病，伴随的贫血、肠炎、胃炎也要根据患者情况治疗，贫血严重时有可能需要输血，因此，要去正规医疗机构诊治。

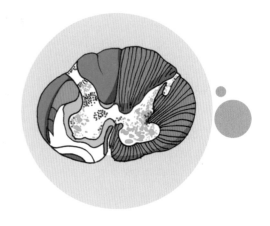

58 "脑子的感冒"——可大可小的病毒性脑炎

发热、咳嗽、流涕，出现这些症状基本每个人都知道自己感冒了，但是你知道吗，脑子也会出现感冒哦！即颅内感染。

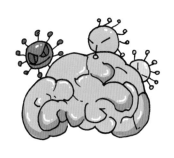

（1）**什么是脑炎？**

脑炎就是脑子的感染，跟感冒一样，分为病毒性、细菌性、结核性、真菌性，还有比较少见的有自身免疫性脑炎、乙型脑炎、寄生虫感染等。

（2）**脑炎和脑膜炎是一种病吗？**

不是，脑炎是感染累及脑实质，患者有可能意识不清楚或行为异常。脑膜炎只是炎症累及脑膜，会出现头痛、脖子硬。有些患者可能同时出现脑膜炎及脑炎。

（3）**病毒性脑炎的表现是什么？**

病毒性脑炎常见的症状是头痛、呕吐、精神行为异常（胡言乱语、幻觉或者淡漠、生活不能自理），有些家属会以为是精神病，直接送精神病院，从而延误治疗。严重者还会出现瘫痪、视力问题或者不会说话等。

（4）**病毒性脑炎好发于哪些人群？**

没有年龄及性别差别，一般都是急性起病，且大部分在 1 周之前有发热、口唇起疱疹等。

（5）**怎么确诊是病毒性脑炎呢？**

腰椎穿刺诊断可明确是否为病毒性脑炎，头颅磁共振可明确颅内有无病灶。

（6）**查出来病毒才能诊断病毒性脑炎吗？**

不是，环境中的病毒无处不在，且种类繁多，目前医学手段能查出来的仅是少数，因此，不是所有病毒性脑炎都能查出来明确的病毒。病毒性脑炎诊断是结合病史、腰椎穿刺、影像学检查共同诊断的结果。

（7）**病毒性脑炎不会致死？**

错，病毒性脑炎如果未经抗病毒治疗，治疗不及时或不充分，死亡率高达 60%～80%。

（8）**病毒性脑炎治疗要多久？**

正规抗病毒治疗需要 21 天，有些轻症患者在治疗早期就会有明显好转，这类患者仍需要足疗程的抗病毒治疗，后期可改为口服用药。

59 "魔鬼中的魔鬼"——结核性脑膜炎

学习了上一节，我们了解了什么是颅内感染，颅内感染的发生会让家属觉得患者像变了一个人，因此脑炎是摧残健康的魔鬼，但是结核性脑膜炎更是"魔鬼中的魔鬼"，以下会进行更详细的阐述。

（1）结核性脑膜炎是由什么引起的？

结核分枝杆菌。

（2）结核性脑膜炎与肺结核有关吗？需要隔离吗？

肺部是最常见的结核分枝杆菌感染部位，结核性脑膜炎占全身性结核病的6%，因此，一旦明确是结核性脑膜炎，需要查找有无其他部位的结核感染，肺结核尤其需要排查，且要明确肺结核是否为开放性，因为有传染性，开放性肺结核需要隔离治疗。而结核性脑膜炎无传染性，不需要隔离治疗。

（3）结核性脑膜炎发病特点是什么？

本病起病隐匿，发病轻重不一，有些早期有低热、乏力、精神萎靡、盗汗等症状，伴随头痛、呕吐，若未及时诊治，会出现意识模糊、肢体瘫痪、癫痫发作等，严重时出现昏迷。尤其是老年人症状不明显，有可能会被忽视，未能及时送医。

（4）结核性脑膜炎好治吗？

不好治，结核性感染与病毒性感染相比更有"黏性"，患者容易出现颅底粘连、脑积水等，且迁延不愈，因此是"魔鬼中的魔鬼"。所有的结核感染一旦确诊都要求早期、联合、足疗程用药，并且治疗时间要达到1~2年，即使中间患者病情明显好转，没有任何症状，亦要长期吃药。

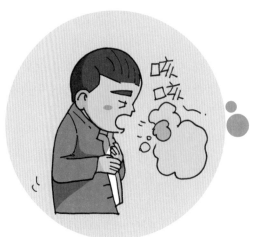

（5）结核性脑膜炎要反复做腰椎穿刺吗？

有的患者需要反复做腰椎穿刺鞘内注射，尤其是腰椎穿刺提示蛋白高、有早期椎管梗阻等的，可在全身用药的同时辅助鞘内注射。

（6）结核性脑膜炎预后好吗？

与患者的年龄、病情、治疗是否及时有关，发病时昏迷的一般预后不好。而且即使经过适当的治疗，仍有1/3的患者死亡。

60 "魔鬼中的天使"——化脓性脑膜炎

如果说结核性脑膜炎是"魔鬼中的魔鬼"的话，那么化脓性脑膜炎则是"魔鬼中的天使"，原因如下述。

（1）什么是化脓性脑膜炎？

化脓性脑膜炎是由化脓性细菌感染引起的，急性起病，好发于婴幼儿和儿童。

（2）成人为什么会得化脓性脑膜炎？

成人颅骨完整，很少得化脓性脑膜炎，除非有中耳炎、鼻窦炎、外伤史、头面部手术史，造成颅骨完整性被破坏，易出现细菌入脑，引起感染；除此之外，还有口腔卫生差的人，也容易引起化脓性脑膜炎。

（3）化脓性脑膜炎与其他脑膜炎的区别？

化脓性脑膜炎发病急，且极易出现高热、寒战、意识模糊等，颅内压力高，脑脊液呈浑浊甚至脓性（正常脑脊液无色清亮，像水）。

（4）化脓性脑膜炎好治吗？

化脓性脑膜炎病原菌诊断明确且针对性用药后，一般治疗效果好，是"魔鬼中的天使"，但如果治疗不及时，出现并发症，则致死率及致残率大大升高。

（5）化脓性脑膜炎要治疗多久？

根据患者的体温、脑脊液情况调整抗生素治疗，若停药较早，易出现病情反复，即"春风吹又生"。

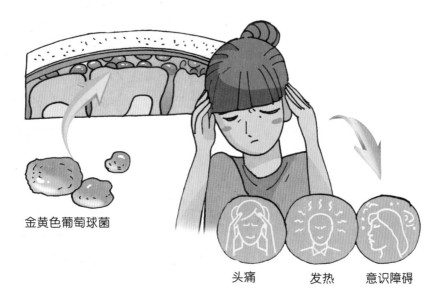

金黄色葡萄球菌

头痛   发热   意识障碍

61 "潜伏者"——新型隐球菌性脑膜炎

相信大家都看过影视剧《风声》，"老鬼"潜伏很深，并且有掩护者，因此寻找的过程既漫长又困难重重，这就像我们的新型隐球菌性脑膜炎，是颅内感染中的"潜伏者"，诊断及治疗都充满了艰难险阻。

（1）为什么称新型隐球菌性脑膜炎为潜伏者？

因为新型隐球菌性脑膜炎起病隐匿，进展缓慢，早期症状不典型，有不规则发热或间歇性头痛，极容易被忽略或当成普通感冒治疗，所以去医院就诊一般都比较晚，导致病情进展，常常延误治疗。

（2）什么是新型隐球菌？什么人容易感染上？

新型隐球菌是一种条件致病菌，就是当人体免疫力低下的时候才会致病，它广泛存在于自然界，日常我们接触的水果、奶类、土壤、鸽粪中都存在。一般免疫力低下的人易感染新型隐球菌性脑膜炎，像器官移植的受体、人类免疫缺陷病毒感染者、长期服用激素或免疫抑制剂者，当然，鸽子饲养者的发病率也比一般人要高。

（3）新型隐球菌性脑膜炎好确诊吗？

新型隐球菌性脑膜炎根据腰椎穿刺墨汁染色发现隐球菌可确诊，或者进行真菌培养，但本病与结核性脑膜炎表现很相似，且一次腰椎穿刺有可能发现不了隐球菌，所以有可能需要反复腰椎穿刺检查才能确诊。

（4）本病的预后如何？

新型隐球菌性脑膜炎是真菌感染，病情重，病死率高，未经治疗者常在数月内死亡，抗真菌治疗药物不良反应大，疗程长，因此，即使患者经过正规的抗真菌治疗，也容易遗留并发症和后遗症。

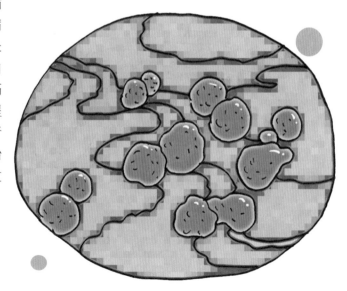

62 比甲流"还坏的兄弟"——流行性乙型脑炎

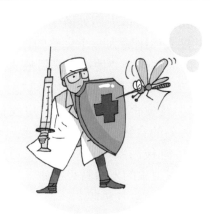

甲型流感、乙型流感越来越被人们所认识，但是与之名字相似的乙型脑炎的危害则不被大家广泛且全面的认识，因此，我们将在此详细介绍乙型脑炎病毒导致的严重神经系统疾病——流行性乙型脑炎（乙脑）。

（1）流行性乙型脑炎跟其他的病毒性脑炎有什么不同？

流行性乙型脑炎是由乙型脑炎病毒引起的以脑实质炎症为主要病变的急性传染病。是经过蚊虫传播的，而且多在夏秋季流行。

（2）得了流行性乙型脑炎会有什么表现？

流行性乙型脑炎主要表现为高热、抽搐、意识障碍，严重者出现中枢性呼吸衰竭，很快死亡。

（3）流行性乙型脑炎治疗与其他病毒性脑炎一样吗？

目前尚无特效的抗病毒药物，治疗主要是退热、控制抽搐、维持各脏器的功能。是一种死亡率及致残率均较高的疾病。

（4）被蚊子咬了都会得流行性乙型脑炎吗？

不是，乙型脑炎属于血液传播的疾病，蚊虫只有叮咬处于病毒血症的动物（最常见的是猪），病毒在蚊虫体内增殖，再叮咬人，通过口器把病毒注入人体，才会引起乙脑。

（5）蚊子叮咬患者再叮咬健康人会传播流行性乙型脑炎吗？

不会，人被感染后仅发生短期病毒血症且血中病毒数量较少，因此作为传染源的可能性很小。

（6）怎样预防流行性乙型脑炎的发生？

做好防蚊、灭蚊的工作，加强自身免疫力，一旦发现疑似病例，立即送医就诊。

63 "流浪地球"——寄生虫在脑内的发生、发展

一旦感染寄生虫，它就会在人体内四处游走，引起各个脏器的损伤，会导致全身系统疾病。如果将人体比喻为一个完整的地球的话，则寄生虫就会在人体内四处"流浪"，使人体这个"地球"满目疮痍。

（1）寄生虫感染都是因为食物不卫生引起的吗？

这是根据寄生虫的种类及发育特点决定的，像我们常见的猪带绦虫感染，就是因为吃了被虫卵污染的食物引起的，但是像血吸虫病则不是，血吸虫的中间宿主是钉螺，人接触被污染的水后血吸虫通过皮肤或黏膜侵入人体，因此，感染途径主要由寄生虫的发育特点决定。

（2）食物煮熟了能避免寄生虫感染吗？

寄生虫感染有地域差别，多在非洲，亚洲，中、南美洲比较普遍，跟这些地区的卫生、饮食条件有很大关系。寄生虫传播需要媒介和中间宿主，因此遵守饮食、游泳的卫生准则能够大大减少寄生虫感染的发生率。

（3）寄生虫感染一般有什么表现？

颅高压症状：头痛、呕吐、视盘水肿，还有癫痫发作（就是我们常说的"羊羔疯"），当然，根据寄生虫侵犯的部位不同，还会有偏瘫、失语等局灶性神经系统功能缺损体征，甚至昏迷。

（4）怀疑自己感染了寄生虫，能自己买药在家吃吗？

不能。首先，寄生虫感染首先要明确是哪种寄生虫，才能针对性用药，且用药剂量不同，频次不同；其次，需要做头颅磁共振检查明确颅内病灶情况，是否需要手术切除治疗；最后，像脑囊虫病，在治疗过程中，死亡的寄生虫会引起严重的急性炎症反应和脑水肿，可能造成脑疝，呼吸、心搏骤停，属于死亡前最后一击，因此，在家自己用药是万万不可行的。

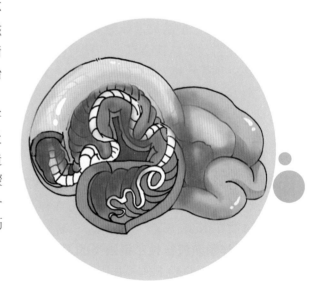

64 "大水冲了龙王庙"——自身免疫性脑炎

（1）什么是自身免疫性疾病？

自身免疫性疾病是指自己的免疫系统对自身成分的免疫耐受被打破，攻击自身的器官、组织、细胞从而引起的一类疾病。免疫系统本应是保护自身的，但是由于出了问题，导致"大水冲了龙王庙——一家人不认识一家人"，从而引起疾病。自身免疫性脑炎就是自身免疫性抗体攻击中枢神经系统引起的。

（2）自身免疫性脑炎常见表现是什么？

精神行为异常，性格改变，癫痫，甚至昏迷。

（3）自身免疫性脑炎都合并肿瘤吗？

不一定，有部分易合并肿瘤，尤其是抗N-甲基-D-天冬氨酸受体（NMDAR）脑炎，年轻女性易合并畸胎瘤，所以一旦确诊为自身免疫性脑炎，建议进行肿瘤筛查。

（4）自身免疫性脑炎好治吗？

目前自身免疫性脑炎的治疗放法主要是丙种球蛋白冲击、血浆置换、激素冲击或免疫抑制剂应用，具体的方案要根据患者的发病情况、药物治疗效果进行选择。但是大部分自身免疫性脑炎治疗周期均较长，恢复慢。

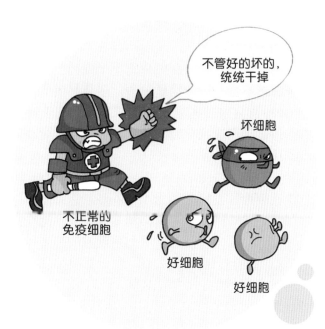

65 "疯牛病"的由来

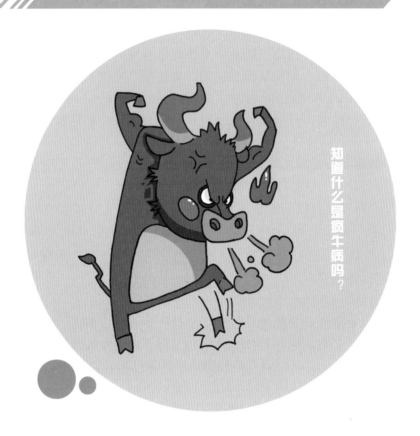

知道什么是疯牛病吗？

疯牛病，即牛海绵状脑病。它的病原体既不是细菌，也不同于传统意义上的病毒，甚至这种病毒不含有遗传物质核酸。多将其病原体称之为朊病毒（prion）。该病于 1985 年 4 月首先发现于英国，这种病迅速蔓延，英国每年有成千上万头牛因患这种病导致神经错乱、痴呆，不久死亡。疯牛病不仅在英国广泛流行，而且波及世界很多国家。

人类疯牛病：克–雅病（Creutzfeldt–Jakob disease,CJD）是最常见的人类朊蛋白病，呈全球性分布，发病率约为 1/100 万。患者多为中老年人，平均发病年龄 60 岁。克–雅病的病因多为感染和基因突变。感染途径主要是医务人员身体的破损处，结膜或皮肤接触手术和病理室的患者体液或标本；变异性克–雅病主要是疯牛病直接传播给人类所致；基因突变主要为人类自身的朊蛋白基因突变所致。克–雅病分为散发型、医院获得型、遗传型和变异型。80%～90% 的克–雅病呈散发性，发病年龄为 25～78 岁，平均 58 岁，男女均可患病。下面仅介绍散发型和变异型。

（1）散发型　患者无任何症状发病，缓慢逐渐加重，临床可分为三期。①初期：表现为易疲劳，注意力不集中，失眠、焦虑和记忆减退，还可有头痛、头晕，失去平衡；②中期：逐渐发展为痴呆，病情迅速进展，患者外出找不到家，可伴有不会说话，面部表情减少，动作减慢；步态不稳；此期约 2/3 患者出现肌肉抽筋，最具有特征性；③晚期：出现尿失禁，活动减少，沉默不说话，昏迷，多因长期卧床导致的压疮和肺部感染而死。

（2）变异型　特点是发病较早（平均 30 岁），病程较长（>1 年），必定出现步态不稳，早期检查出现精神异常和行为的一些改变，痴呆发生较晚，通常无肌肉抽筋和特征性脑电图的改变。

人类感染通常是因为下面几个因素：①食用感染了疯牛病的牛肉及其制品也会导致感染，特别是从脊椎剔下的肉；②某些化妆品除了使用植物原料之外，也有使用动物原料的成分，所以化妆品也有可能含有疯牛病病毒；③而有一些科学家认为疯牛病在人类中变异成克-雅病的原因，不是因为吃了感染疯牛病的牛肉，而是环境污染直接造成的。他们认为环境中超标的金属锰含量可能是疯牛病和克-雅病的病因。

现在对于疯牛病的处理，还没有什么有效的治疗办法，只有防范和控制这类病毒在牲畜中的传播。

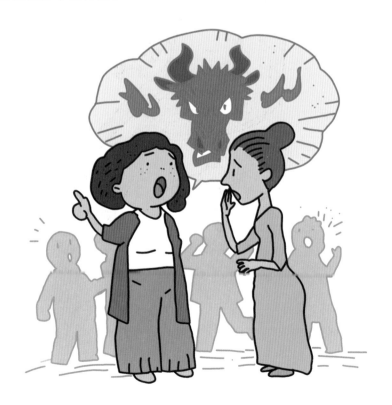

癫痫

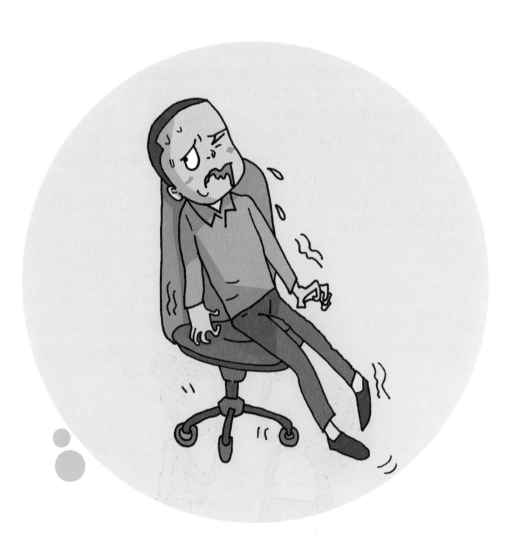

66 "羊羔疯"里的"羊分类"

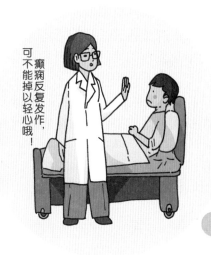

癫痫反复发作，可不能掉以轻心哦！

癫痫，俗称"羊羔疯"，是多种原因导致的脑部神经元同步异常放电所致的临床综合征。准确评估癫痫发作类型和分类，对治疗和预后判断非常重要，因此，我们就来聊一聊"羊羔疯"里的"羊分类"。

2017年，国际抗癫痫联盟（International League Against Epilepsy, ILAE）推出了新的癫痫发作及癫痫分类，这是继经典的1981年ILAE癫痫发作分类体系后的大幅度修改，融入了36年来癫痫领域的新进展及新认识。

（1）癫痫发作的定义　首先，我们需要明确癫痫发作和癫痫是不一样的。癫痫发作是指具备突发突止、短暂一过性、自限性等特点，脑电图存在异常过度同步化放电的临床发作。而癫痫是指以反复癫痫发作为共同特征的慢性脑部疾病状态。简单地说癫痫发作是指具体一次临床发作，而癫痫是一种疾病状态。癫痫发作并不一定是癫痫。

（2）癫痫的分类　是指在癫痫诊断明确后，根据临床症状及脑电图，尤其是视频脑电图，确定的癫痫类型。2017年ILAE提出将癫痫分为四个大类：局灶性、全面性、全面性合并局灶性及不明分类的癫痫。其中全面性合并局灶性癫痫是新提出的类型，临床表现为全面性起源和局灶性起源的癫痫发作，且脑电图提示全面性棘波和局灶性痫样放电，例如Dravet综合征及Lennox-Gastaut综合征。

（3）病因的分类　不同于之前特发性、症状性及隐源性的病因分类，2017年癫痫分类提出六大病因：遗传性、结构性、感染性、免疫性、代谢性、未知病因。每名患者可以有单个或多个病因。第一次癫痫发作就应特别关注可治病因。

以上就是最新的"羊羔疯"里的"羊分类"，这里的"羊"包括癫痫发作、癫痫、癫痫综合征及病因。弄明白了各种"羊"，才能更深刻地理解"羊羔疯"。

67 哪些因素易诱发癫痫发作?

癫痫发作是潜在易患性与诱发因素相互作用的结果。每次癫痫发作都会令患者担心,令家属恐惧,有效预防措施除了解除病因、规范用药外,避免各种各样的诱发因素也至关重要。那么,癫痫发作的常见诱发因素都有哪些呢?

(1)**药物** 很多药物可诱发癫痫,主要包括抗精神病药物、抗感染药物、麻醉药物、抗肿瘤药物、皮质激素类药物等。其中以抗精神病药物的发生率最高,其次为抗感染药物。

1)抗精神病药:以氯氮平、氯丙嗪、氟哌啶醇的发生率较高,这些药物诱发的癫痫与使用剂量偏大、加药过快及联合用药有关,多发生在用药早期。

2)抗菌药物:青霉素类、头孢菌素类和喹诺酮类占有较大比重。青霉素类诱发的癫痫与用药剂量相关,严重肾功能不全时给予正常剂量也可诱发癫痫发作。头孢菌素类药物诱发的癫痫发作在肾功能不全患者中发生率较高,其原因可能是药物经肾脏排泄减慢,药物在体内蓄积,通过血脑屏障引发癫痫发作。因此,对于肾功能不全患者应慎用或小剂量应用。喹诺酮类药物中环丙沙星、左氧氟沙星、诺氟沙星诱发的癫痫发作较为常见,喹诺酮类诱发癫痫发作呈剂量依赖性,且多是可逆的。患有癫痫及脑梗死等中枢神经系统疾病的患者应用喹诺酮类药物更易发生不良反应,因此该类患者应慎重使用;老年人及肾功能不全患者也应在充分评估其肝肾功能的基础上慎重使用;另外喹诺酮类药物与茶碱类药物和非甾体抗炎药合并使用时容易诱发癫痫发作,因此应避免联合使用。抗结核药物中引起癫痫发作较多见的是异烟肼,其发生机制可能是使用异烟肼造成维生素 B_6 缺乏,谷氨酸脱羧酶活性减低,进而导致 γ-氨基丁酸合成受阻所致。

3)麻醉药物:引起癫痫发作报道较多的是氯胺酮,主要发生在儿童患者,其原因可能是儿童的中枢神经系统发育相对不完善,而氯胺酮可直接或间接的兴奋中枢神经系统的各个部位。

4)皮质激素类药物:泼尼松、地塞米松等大剂量静脉滴注使用可诱发癫痫发作,其机制可能是糖皮质激素进入脑脊液使得大脑的兴奋性增高,某些神经元突然过度重复放电所致。

5)脑神经营养药:吡拉西坦、脑蛋白水解物、胞二磷胆碱等脑神经营养类药物是神经内科的常用药物,该类药物具有营养神经细胞,改善大脑功能的作用,但这些药物均可诱发癫痫发作,目前其具体机制尚不十分清楚。

6）其他药物：除了上面介绍的这些药物，还有很多药物可以引起癫痫发作，如心内科常用的抗心律失常药维拉帕米、美西律，呼吸科常用到的氨茶碱，消化科常用的西咪替丁，还有抗肿瘤药长春新碱、甲氨蝶呤、紫杉醇等均可诱发癫痫的发生。

（2）精神压力、情感应激　是非常常见的诱发因素，尤其是在同时伴有疲劳、睡眠紊乱时。目前认为，应激时下丘脑–腺垂体–肾上腺皮质轴的长期激活，及其相应激素改变能降低痫性发作阈值，引起癫痫发作。

（3）睡眠紊乱　也是常见的诱发因素。其能降低癫痫发作阈值，导致脑电图痫样放电和癫痫发作，尤其是青少年肌阵挛癫痫。

（4）疲劳　也较为常见。癫痫患者普遍伴有慢性疲劳，疲劳导致癫痫的机制仍不明确。

（5）光及其他形式感觉刺激　能够诱发癫痫发作。有些患者被诊断为反射性癫痫，主要是指这些患者在某个特定感觉刺激下，可诱发出癫痫发作。常见的是光敏性癫痫，是由反复闪烁的光刺激诱发的癫痫。如看电视、玩视频游戏、坐车时看透过树丛间隙的太阳等均可诱发发作。

（6）突然停药或漏服药　可促使癫痫发作，突然停药甚至可导致癫痫持续状态。

（7）月经　一些女性患者癫痫发作与月经周期有关，常在月经前和月经期发作次数增多。这主要是与体内雌孕激素水平变化有关。

（8）饮酒　可诱发癫痫发作，甚至既往没有癫痫的人亦可诱发发作。

（9）其他　有些癫痫患者认为食用某些食物可诱发癫痫发作，但缺乏科学依据，故无须限制患者饮食。

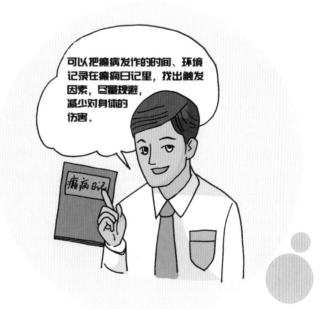

68 "钢琴诗人"肖邦——癫痫发作影响成才吗?

肖邦是波兰著名的钢琴家、作曲家,代表作品《夜曲》广为流传。肖邦从小表现出非凡的艺术天赋,6岁开始学习音乐,7岁就创作了波兰舞曲,8岁登台演出,不足20岁就已成为知名钢琴家。他是历史上最具影响力和最受欢迎的钢琴作曲家之一,是欧洲19世纪浪漫主义音乐的代表人物,他一生创作了许多钢琴曲,被誉为"钢琴诗人"。而这样一位享誉世界的大师,却一生饱受疾病折磨,在肖邦本人及信件及

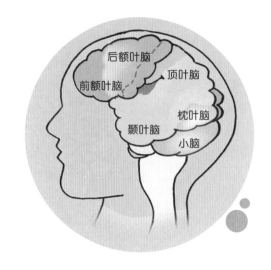

其友人的回忆录里,多次提到肖邦常年饱受幻觉的困扰,他曾描述自己看到"一堆可怕的景象和鬼魂",这种幻觉短暂且反复出现,因此医生们怀疑肖邦可能患有"颞叶癫痫"。

癫痫发作时脑部神经元异常过度放电导致神经细胞水肿、过氧化,如不及时终止,可以对神经元造成不可逆性损害,癫痫持续状态下呼吸暂停可导致大范围脑组织损伤,造成缺血缺氧性脑病。癫痫反复发作即可出现相应的神经生物认知、心理学及社会学等方面的后果。癫痫的患病率在我国为0.9/1 000~4.8/1 000,且青少年发病率较高,因此,很多家长最担心的是癫痫发作是否会影响孩子的智力发育,以后能否正常工作、生活甚至成才?

大多数癫痫患者的智力与正常人一样,只有少数患者低于正常人。事实上,影响癫痫患者智力的因素很多,首先,与癫痫的病因有关,有些癫痫合并有大脑发育不良,如先天性巨脑回;还有一些是属于代谢异常性疾病,如苯丙酮尿症,这些孩子常常合并有智力低下及其他系统症状。其次,不同类型癫痫对智力的影响也不同,原发性癫痫如失神癫痫、儿童良性部分性癫痫往往控制效果良好,对智力影响不大;继发性癫痫如肿瘤、感染、外伤等原因,对患者认知功能的影响往往与原发病严重程度有关。再次,发作频率对认知影响也很明显,发作越频繁,儿童智力发育越受影响,甚至原本智力正常的成年人也有可能会出现认知能力的下降,平均每年发作10次以下儿童癫痫患者中,智力低下者占20%左右,在每天都有发作的患儿中,智力低下

者高达 76%。最后，发病年龄与智力发育也有密切关系，发病年龄越小，对智力的影响越大。更重要的是，在明确诊断癫痫后，患者应到正规医疗机构就诊，经过专科医师详细评估后严格遵医嘱用药，经过有效的治疗，大部分癫痫患者可完全控制发作或极少发作，癫痫发作次数越少，对神经系统影响越小，同时以后再发概率也越小，从而形成良性循环。有些患者及家属因为担忧抗癫痫药物不良反应而用药不规律，甚至求助于江湖郎中所谓的偏方，最终导致发作越来越频繁，以至于难以控制，造成不可逆性神经系统损伤，方才追悔莫及。

癫痫患者经过有效治疗，完全可以回归正常的工作、学习及生活，癫痫患者成才的例子也比比皆是。除了"钢琴诗人"肖邦，古今中外还有很多患有癫痫的名人。中国历史上诸如蒙古成吉思汗及之子，太平天国领导人洪秀全、李小龙等；国外诸如荷兰画家凡·高，科学家牛顿，诗人拜伦，黑人领袖马丁·路德·金，古罗马凯撒大帝，古希腊亚力山大大帝，法国拿破仑大帝，古希腊哲学家苏格拉底，法国民族英雄圣女贞德，科学家帕斯卡，作家莫泊桑，俄国作曲家柴可夫斯基，作家陀思妥耶夫斯基，英国作家狄更斯，意大利音乐家帕格尼尼，作家但丁，美国前总统林肯，美国作家海明威，瑞典科学家诺贝尔，德国音乐家贝多芬，等等。

可见癫痫患者也能成才，患者及家属不要过度悲观。但是对于患者本人来说，养成良好的生活习惯、严格遵医嘱用药、避免诱发因素，在有效控制发作的前提下融入正常的社会生活才是最重要的，至于个人成就需量力而为。

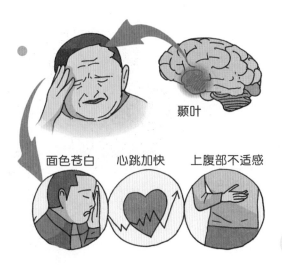

颞叶

面色苍白　心跳加快　上腹部不适感

69 出现"抽搐"就是癫痫吗？癫痫患者都有抽搐吗？

癫痫俗称"羊羔疯"，当我们看到有人突然倒地，四肢抽搐，口吐白沫，就能想到是这个病，但是专业点儿讲，抽搐=癫痫吗？答案当然是否定的。

（1）抽搐不一定是癫痫　抽搐是不随意运动的表现，是神经肌肉疾病的病理现象，表现为肌肉的不自觉的收缩性症状。除了癫痫，破伤风、狂犬病、高热、缺钙及肌张力障碍都可以引起抽搐。

破伤风是由于创伤后感染破伤风梭菌，引起的肌强直和肌肉痉挛，表现为张口困难、牙关紧闭、角弓反张，呈"苦笑"面容，严重时导致呼吸肌和膈肌痉挛，出现呼吸骤停。

高热惊厥常见于6个月~4岁的儿童，在感染性疾病的早期，当体温＞39℃时发作，常只发作一次抽搐，排除颅内病变及其他器质性或代谢性疾病。主要表现为伴随发热突然出现全身或局部强直或阵挛性抽搐，可伴有双眼凝视、意识丧失，持续10秒至数分钟，惊厥过后意识很快恢复，无神经系统遗留症状，脑电图多于惊厥后2周内恢复正常。

低钙抽搐，多见于婴幼儿，由于冬季较少接触阳光，容易导致维生素D缺乏，神经肌肉兴奋性增强，引起惊厥或手足抽搐等表现。轻度仅表现为惊跳或面部肌肉抽搐，较重的可表现为手腕弯曲，手指强直，拇指内收、贴近掌心，足踝关节伸直，脚趾下屈，屈趾呈弓状。发作时可有意识丧失，每天发作数次，抽搐停止后活动如常，严重时可有喉痉挛、呼吸困难，甚至窒息死亡。

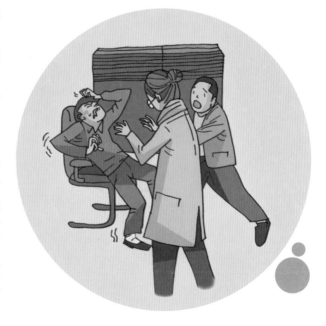

肌张力障碍包括震颤、舞蹈样动作、手足徐动、扭转痉挛等，表现为

身体局部肌群的不自主运动，肌肉快速而短暂的收缩也类似于抽搐的表现。

（2）癫痫发作也不一定要抽搐　癫痫可以表现为多种发作类型，临床上也有很多不抽搐的癫痫患者。癫痫发作的特点是短暂性、发作性、重复性和刻板性，患者可以表现为一种类型的发作，也可出现多种类型的发作。除了抽搐，癫痫还可以出现以下表现。

1）发呆：如儿童常见的失神发作，发作时表现为短暂的意识丧失，一般不会跌倒，亦无抽搐，患儿往往突然停止原来的活动，中断谈话，面色苍白，双目凝视无神，手中持物掉落，形似发呆，口角、眼睑或上肢出现不易察觉的颤动，也可能机械性从事原来的活动。

2）感觉异常：患者可出现局限于或者先从一侧口角、手指或足趾开始的短暂感觉异常，表现为麻木、触电感或针刺感，偶尔发生温热感、动作感或感觉缺失。少数患者可有疼痛感。

3）自动症：患者癫痫发作时出现精神模糊，出现一些无意识的动作，如咂嘴、咀嚼、吞咽、流涎，反复抚摸衣扣或者身体某一部位，或机械性的继续其发作前正在进行的活动。

4）精神兴奋：有的患者发作时可表现为突然外出、无理吵闹、唱歌、脱衣跳舞、爬墙跳楼等，每次发作持续数分钟或更长时间，意识逐渐清醒，醒后对发作情况多数无记忆。

5）幻觉：表现为幻听、幻视、幻嗅等。

6）其他：如似曾相识感、胃气上升感等。

因此，癫痫的表现多种多样，不一定每位患者都出现抽搐，同样，也并非抽搐就一定可以诊断为癫痫。但是当大家发现患者有可疑症状时，应及时到正规医院就诊，以免延误病情。

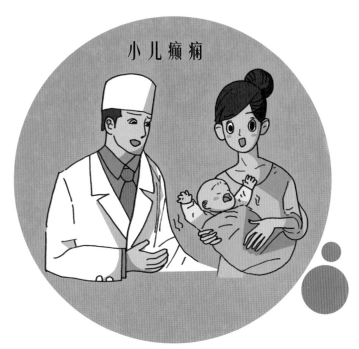

小儿癫痫

70 不同年龄的癫痫发作病因一样吗?

任何年龄阶段都有癫痫发作的可能,但不同年龄阶段往往有着不同的病因,了解癫痫发作的病因及各年龄阶段发病特点有助于更好地诊断及预防。癫痫的病因极其复杂,临床上按病因可分为特发性、症状性和隐源性三类。

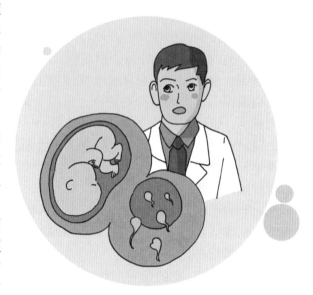

①特发性癫痫及癫痫综合征是指可疑遗传倾向,无其他明显病因,常在某特殊年龄段起病,有特征性临床及脑电图表现,诊断标准较明确。②症状性癫痫及癫痫综合征是各种中枢神经系统明确的或可能的病变影响结构或功能所致,如染色体异常、局灶性或弥漫性脑疾病及某些系统性疾病等。③隐源性癫痫,此种类型较为多见,临床表现提示症状性癫痫,但未找到明确病因,可在特殊年龄阶段起病,无特定临床和脑电图表现。

60%~80%癫痫患者初发年龄在20岁前,各年龄组病因不同。不同年龄阶段常见的病因如下。

(1)新生儿期开始的癫痫 围产期脑损伤,电解质代谢紊乱,高胆红素血症,维生素 B_6 依赖症,宫内感染,败血症,中枢神经系统感染,先天性脑发育畸形,先天性遗传代谢缺陷。

(2)2~6个月开始的癫痫 中枢神经系统感染,电解质紊乱,先天性遗传代谢缺陷,围生期脑损伤,先天性脑发育缺陷,脑变性病。

(3)7个月~3岁开始的癫痫 高热惊厥,中枢神经系统感染,中毒性脑病,脑畸形,先天性遗传代谢缺陷,神经变性病,围生期脑损伤,特发性癫痫。

(4)3岁以上至学龄期开始的癫痫 特发性癫痫,中枢神经系统感染,代谢紊乱、高血压脑病,惊厥后脑损伤后遗症,脑肿瘤,遗传代谢病或神经变性病。

（5）青少年（10～18岁）开始的癫痫　特发性癫痫，颅脑外伤和脑肿瘤。

（6）成年早期（18～25岁）开始的癫痫　特发性癫痫，颅脑外伤，脑肿瘤，酒精或其他药物戒断。

（7）中年（35～60岁）开始的癫痫　特发性癫痫，颅脑外伤，脑肿瘤，酒精或其他药物戒断。

（8）老年（60岁以上）开始的癫痫　脑卒中，颅内肿瘤，退行性疾病，颅脑外伤。

在特发性癫痫中，基因缺陷常导致神经元细胞膜离子通道功能异常，从而引起癫痫发作，多种特发性癫痫外显率与年龄有密切关系，如婴儿痉挛症多在1岁内起病，儿童失神癫痫多在6～7岁发病，肌阵挛癫痫多于青少年期起病。

脑血管病是老年癫痫患者发病的常见病因，癫痫可在脑卒中急性期发作，多数在3天内发病，尤其存在靠近皮层的病灶更易出现癫痫发作，统计学显示脑卒中后癫痫发作的概率可高达17%。

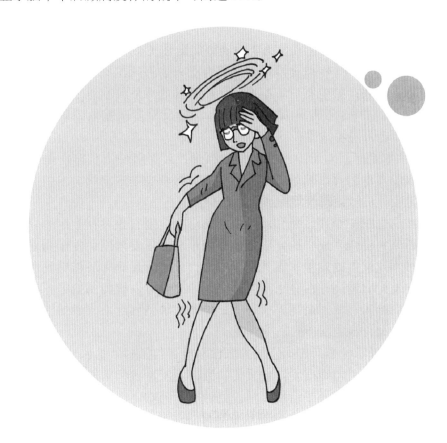

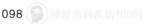

71 癫痫发作后脑电图、磁共振及CT检查的意义

（1）脑电图　脑电图是通过电极记录神经细胞的自发性、节律性电活动，可显示棘波、尖波、棘慢复合波等痫性异常。脑电图检查的类型包括常规脑电图、动态脑电图监测、视频脑电图监测。动态脑电图可在自然条件下进行24小时连续记录，较常规脑电图记录时间延长72倍以上，辅以睡眠记录，易获得痫性波。视频脑电图监测可提供患者发作图像与同步脑电图异常放电资料，有助于提高脑电图检出率、记录发作类型、明确癫痫源部位、确定病因和选用抗癫痫药等，也可以进行发作期、间歇期头皮电极监测及颅内电极脑电-录像监测。

脑电图检查是癫痫诊断和治疗过程中非常重要的检查手段，它的作用包括以下几方面。

1）协助诊断：确定发作性事件是否为癫痫发作、发作类型、癫痫起源部位，协助发现癫痫可能的诱因。部分患者可能需进行多次脑电图检查才能明确诊断，同时，脑电图检查还可排除心源性晕厥、偏头痛、肌张力障碍等与癫痫发作类似的疾病。

2）指导治疗：脑电图有助于明确癫痫发作类型，区别全面性发作与部分性发作，以及一些特殊类型的癫痫综合征，为临床抗癫痫药物的使用提供指导依据。此外，脑电图对于抗癫痫药物撤药的评估具有重要价值，当癫痫患者规律用药2~5年未见临床发作时，同时反复多次脑电图评估未见明显异常痫性放电，可考虑撤药。

3）手术治疗：对于难治性局灶性癫痫，若患者使用抗癫痫药物控制不佳，或癫痫发作明显影响患者的日常生活，可考虑手术治疗。术中需进行侵入性脑电图评估以更精准地明确致痫灶位置。

虽然脑电图在癫痫诊断和治疗中非常重要，但它也存在一定的局限性。脑电图抓取到发作间期癫痫样放电是癫痫诊断的重要依据，发作间期癫痫样放电在癫痫儿童中的发生率显著高于成人，且癫痫起病年龄越早发作间期癫痫样放电发生率越高；而在正常人群中，同样也可以检测到脑电图的异常，如在尿毒症脑病、低钙血症等状态下脑电图记录到局灶性或多灶性放电，但多数患者并没有癫痫发作的临床表现。

（2）影像学检查　癫痫常用的影像学检查包括磁共振和CT，目的在于发现可能存在的引起癫痫发作的重要病因，也就是我们常说的病理灶。所谓病理灶是指脑组织病变或结构异常，如肿瘤、脑软化灶、脑血管畸形、脑囊虫及外伤瘢痕等间接或者直接导致临床痫性发作或脑电图异常放电。CT或者磁共振通常可显示 45% 左右病理灶，但有的只能借助于其他检查或显微镜下发现。核磁共振是目前癫痫患者进行影像学检查的首选，通常会完成海马结构检查以明确是否存在海马硬化。功能磁共振通常用于局灶性药物难治性癫痫患者的术前评估。

但是影像学检查并不需要像脑电图检查那样频繁地进行，它主要适用于以下情况。

1）既往无癫痫病史的患者首次出现癫痫发作，需尽快完善影像学检查以排除可能存在的重要病因。

2）癫痫患者在规律用药的情况下出现新的发作形式或发作频率突然增多，同时伴有其他神经系统表现，有可能提示患者出现新的神经系统病变，或出现新的致痫灶。

3）抗癫痫药物控制不佳，考虑近期行手术治疗的患者。

除了我们常见的CT或磁共振，还有一些其他的影像学检查也可用于癫痫患者的诊治。如单光子发射计算机断层扫描（SPECT），发作时高血流量灌注引起放射性核素聚集，发作期定位率可达 97%；正电子发射断层扫描（PET），对颞叶癫痫敏感性高，对海马硬化敏感性可高达 100%。至于不同的患者需要进行哪些检查，应听取医生的建议，积极配合。

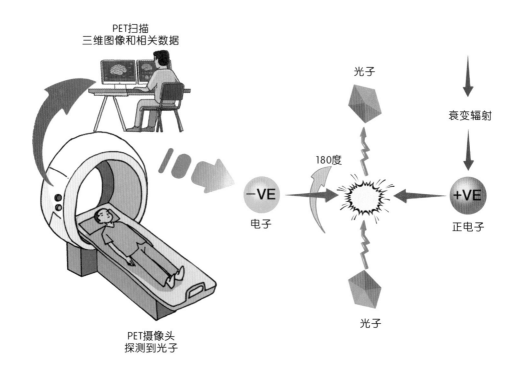

72 癫痫何时开始治疗？能手术治疗吗？

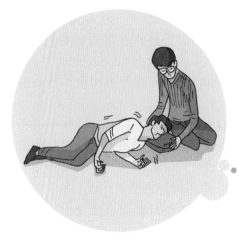

（1）**癫痫治疗的时机** 癫痫患者的预后与发病初期能否正规抗癫痫治疗密切相关。早期正确诊治的患者发作控制率较高，停药后的复发率也较低。开始治疗的时间越迟及治疗前的发作次数越多，药物治疗效果越差，越容易成为药物难治性癫痫。同时，由于癫痫治疗是个长期的过程，需要患者及家属有良好的依从性，因此在治疗前应充分地向患者本人或家属解释长期治疗的意义及潜在风险，以获得他们对治疗方案的认同。

一般而言，已明确癫痫诊断者应及时开始治疗。癫痫的诊断需要至少两次非激发性发作，单次或者单簇的癫痫发作如难以证实脑部存在慢性的功能障碍时，诊断须慎重。循证学证据表明，首次癫痫发作后即开始抗癫痫药物治疗相比不治疗可降低癫痫复发率，但并不改善患者的长期预后。因此通常情况下，第二次癫痫发作后推荐开始使用抗癫痫药物治疗。但以下情况除外：①某些外界因素引起的激发性发作，某些药物引起的偶尔发作，或某些疾病如脑血管病等引起的急性期单次发作，发作频率稀疏如每年发作1~2次，以及某些类型的癫痫如良性儿童中央区-颞叶癫痫等，可以权衡利弊包括经济负担等因素，在与患者及家属充分沟通后，采取随访观察，可以先暂不予药物治疗。②患者影像学检查明确存在脑结构性损害，或脑电图提示明确的痫样放电，由于患者再次发作可能性极大，建议初次发作即可开始正规药物治疗。

（2）**癫痫的药物治疗** 需要遵循以下原则：①根据癫痫发作的类型、癫痫及癫痫综合征类型选药；根据药物治疗反应及时调整用药；综合考虑患者的年龄、全身状况、耐受性及经济情况。②尽量单药治疗是应用抗癫痫药物的重要原则，大部分患者用单药治疗有效。③注意药物的相互作用及副反应。④个体化治疗及长期监控。⑤坚持长期系统用药，癫痫治疗是一个长期的过程，特发性癫痫通常早控制发作1~2年后可考虑减量和停药，症状性癫痫控制发作3~5年后才能考虑停药，部分患者需终生服药。⑥掌握停药时机及方法，约 40% 的癫痫患者经正规系统治疗可完全停药，能否停药、何时停药主要依据癫痫发作的类型及病因、已控制发作的时间、难易程度及试停药反应等。

（3）癫痫的外科治疗　　功能神经外科包括癫痫外科治疗经过曲折的发展，目前已成为顽固性癫痫可靠的治疗手段之一，但取得良好手术效果的关键环节是，严格掌握适应证，准确定位并安全切除致痫灶，术后继续合理应用抗癫痫药。

癫痫手术治疗的对象是难治性局灶性癫痫，目的是治愈或减轻癫痫发作，改善患者的生活质量。它的适应证包括：①药物难治性癫痫。对两种选择恰当能耐受的抗癫痫药物单药或联合治疗未能控制发作，一般需要治疗 2 年，发作大于 1 次/月。②癫痫发作明显影响患者日常生活，如影响患者受教育、就业及日常生活能力，尤其癫痫发作频繁的婴儿和儿童应考虑早期手术。③以癫痫发作为首发症状的颅内占位性病变。④患者出现或不能耐受抗癫痫药物的不良反应。当然，癫痫手术具有禁忌证及相对禁忌证：慢性精神病、原发性全面性癫痫发作、对生活影响不显著的一些轻微癫痫发作为手术禁忌证；明确存在多个致痫灶，韦氏智能评分小于 70 是手术相对禁忌证。

目前常用的癫痫手术方式有：①术前评估及颅内电极埋置术；②脑皮质切除术；③前颞叶切除术；④选择性杏仁核、海马切除术；⑤大脑半球切除术；⑥胼胝体切除术；⑦多处软脑膜下横切术；⑧立体定向射频毁损术；⑨迷走神经刺激术；⑩慢性小脑刺激术；⑪脑深部及皮质刺激术；⑫癫痫立体定向放射治疗。对于需要进行手术治疗的癫痫患者建议前往正规医院进行充分术前评估。

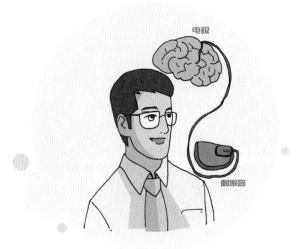

73 癫痫患者的备孕、怀孕及分娩注意事项

癫痫患者约半数为女性，癫痫发作及抗癫痫治疗对女性的身体和心理发育，包括生长、性发育、性欲、月经初潮、生育等均有潜在的影响，女性特殊的生理变化，如月经周期、青春期等也影响癫痫发作和治疗。但癫痫并不会显著影响女性的生育能力，大多数癫痫女性妊娠和分娩正常，癫痫发作频率不变，婴儿正常分娩概率为90%以上。长期服用抗癫痫药物轻度增加胎儿畸形概率，研究表明，服用传统抗癫痫药物的女性癫痫患者后代畸形发生率为4%～6%，而正常人群为2%～4%。

（1）癫痫患者备孕注意事项

1）进行产前咨询，明确癫痫是否具有遗传性：部分癫痫有明确的遗传倾向，这包括患者本身患有遗传性癫痫或者是遗传性疾病继发的癫痫。癫痫的遗传不是必然的。遗传性癫痫根据致病基因不同、遗传方式不同患病率有所不同，继发性癫痫是否遗传则取决于原发疾病的遗传概率。对已明确致病基因的癫痫综合征，可进行基因筛查及和产前诊断。但对致病基因不明的癫痫，尚无有效办法进行产前诊断。

2）调整抗癫痫药物：若患者癫痫控制不稳定，发作频繁，妊娠对母体及胎儿都存在很大风险，需慎重考虑。癫痫发作控制稳定的患者，应咨询神经科医师，用药是否适合妊娠，妊娠期间应使用最适当、最低有效剂量抗癫痫药物，尽可能单药治疗，避免使用丙戊酸。因丙戊酸具有较高的致畸性，目前不建议用于育龄期女性癫痫患者。约35%的患者妊娠史癫痫发作增多，因此，切忌自行停用抗癫痫药物。

3）补充叶酸：服用抗癫痫药物的女性患者胎儿发生神经管畸形及其他与叶酸代谢相关畸形的风险明显增高，因此在受孕前后3个月应每日服用叶酸2.5～5.0 mg，以减少或避免胎儿畸形。

（2）癫痫患者怀孕期间注意事项

1）癫痫女性怀孕后应定期产检，建议到高质量的超声中心检查。

2）怀孕期间仍需遵医嘱使用抗癫痫药物，不可自行减药或停药，怀孕期间癫痫发作对孕妇及胎儿造成的影响（缺氧、酸中毒、胎心改变、跌倒）要远远大于抗癫痫药物的不良反应。密切监测癫痫发作频率并适当调整药物剂量，妊娠10周内通常血药浓度降低，原因包括胃肠蠕动减慢、吸收障碍和呕吐、血浆容量增加、心输出量增加、肝功能改变和结合蛋白较少等。对于每日发作的非惊厥性癫痫和每周均有发作的全面强直阵挛发作者，孕期最后3个月可酌情加大抗癫痫药物剂量，以防止分娩时发作。

3）用肝酶诱导性抗癫痫药物（如苯巴比妥）可干扰维生素K代谢引起凝血障碍，使新生儿出血性疾病风险增加，在妊娠最后1个月及新生儿应给予补充维生素K。

4）保持心情舒畅，合理饮食，避免刺激性食物，避免劳累及情绪激动。

（3）癫痫患者分娩时注意事项

1）大多数女性癫痫患者可正常经阴道分娩，选择有神经专科的综合性医院就诊及具有母婴抢救措施的产科单元分娩，若分娩过程中出现癫痫发作应立即行剖宫产手术。

2）分娩期间过度换气、缺乏睡眠、疼痛、情绪压力可增加癫痫发作的风险，产妇应避免劳累，对环境敏感者应避免过度换气。

3）分娩及产褥期应继续服用抗癫痫药物，抗癫痫药物的有效剂量应在产后重新评估。

4）鼓励所有女性癫痫患者进行母乳喂养，当患者母乳喂养时，所有目前可用的抗癫痫药物都能服用。若母亲正在服用苯巴比妥，新生儿出现困倦，应母乳喂养与人工喂养交替进行。

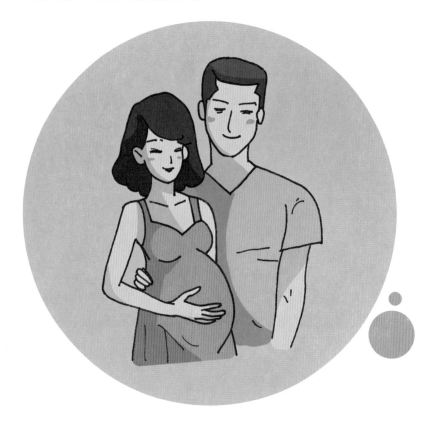

74 癫痫患者的饮食、休息、工作的注意事项

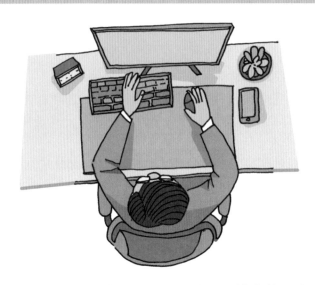

（1）**饮食方面** 对于癫痫患者来说，除了坚持药物治疗外，日常的营养补充和饮食控制对于他们病情的稳定也有着很大的帮助。那么，癫痫患者日常需要补充哪些营养，饮食上应该注意的事项都有哪些呢？

癫痫患者的饮食应以清淡、营养丰富为主，多食新鲜蔬菜、水果、肉、蛋、奶等，注意补充的营养有：①B族维生素。癫痫发病的根源就在于神经元的异常放电，而B族维生素在人体当中，有着维系神经系统正常生理功能的作用。所以，癫痫患者在营养上多补充B族维生素对于病情的稳定是有很大的帮助的，在日常饮食上，癫痫患者可以从各种蛋奶类、蔬菜类、杂粮等食物中摄取；②维生素C。维生素C在人体当中有着诸多的作用，比如它可以起到抗氧化和增强免疫力的作用，并且它还参与体内胆固醇的代谢，有助于维护血管健康等。

癫痫患者饮食应注意：癫痫患者不能饮酒，酒精会导致神经元过度兴奋诱发癫痫发作；癫痫患者不宜多饮浓茶、可乐、红牛、咖啡等兴奋性饮料；饮食规律，不宜过饥过饱，过度饥饿会导致血糖水平降低而引起癫痫发作，过饱对于血糖水平波动性也会有很大的影响，所以，在日常饮食中，癫痫患者一定要注意按时进餐，避免过饥过饱的情况。

（2）**休息方面** 癫痫患者常会产生焦虑、抑郁等不良情绪，增加了思维活动，同时减少了休息时间，降低了休息质量，容易导致身心疲惫，出现倦怠乏力、失眠等症状，不仅可诱发癫痫发作，亦可导致神经衰弱、精神异常。休息可消除疲倦，减少思维活动，身心放松训练可使肌肉和精神同时得

到放松，提高心理应激能力，稳定情绪，打破长期紧张的生活模式而进入放松状态，增强信心，坚定长期与疾病做斗争的信念。

癫痫患者应保证睡眠时间，睡眠不足可使大脑兴奋性增高，易诱导癫痫发作，成人至少保证每天睡眠 7～9 小时，儿童至少 8～16 小时。晚上不要熬夜，养成每日按时睡眠的习惯，也可中午午睡。同时注意睡眠姿势，养成仰卧或侧卧的睡眠姿态，尽量避免俯卧睡姿。不要睡在较高的床上，防止从床上摔下受伤。最好有家属陪床，以方便解决意外状况。癫痫患者应少看电视，对于病情控制较好的患者，每天看电视最好不超过半小时，多到公共场所与同龄人、与社会接触。

患者除睡眠外，适当地做一些轻松的运动也是一种较好的休息方法，可转移注意力，增加情致，使精神放松。在休息的同时，与自我身心放松训练结合起来，劳逸结合，保证睡眠，提高身体和心理的休息质量，协调机体与周围环境的平衡和统一，增强机体的抗病能力。

（3）工作方面　癫痫控制良好、病情稳定的患者是可以参加工作的。如果患者能正常地从事某一项工作，使其融入社会，可增加其自信心及荣誉感，提高配合治疗积极主动性，使治疗效果非常明显。但在工作选择上，癫痫患者应注意以下几点：①癫痫患者适合做一般办公室工作，不容易在发作时发生意外的轻体力劳动或户外工作也可以做，如销售、人力资源、图书管理员等，不适合从事驾驶工作、高空作业、建筑工作、近水作业、消防工作等。②避免接触水、电、煤气、强酸、强碱、剧毒物质的工作。③注意避免强噪声、强光、强烈异味刺激的工作环境。④避免长时间外出工作，外出期间尽量有同事陪同。

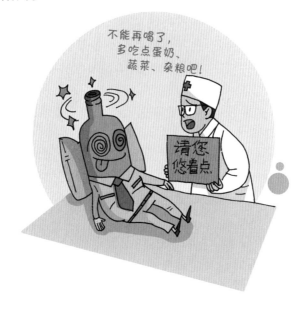

75 癫痫患者的父母、亲朋需要做什么？

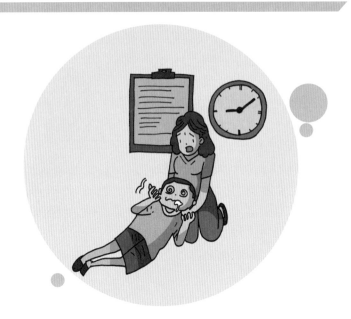

　　癫痫是一种反复发作的慢性疾病，长期发作除了疾病本身给患者带来的困扰，还会引起一系列认知、心理及社会后果。因此，作为癫痫患者的父母、亲朋，除了日常看护癫痫患者，也需及时了解和发现癫痫患者的心理变化及需求，帮助改善其生活质量。那么具体我们能为身边的癫痫患者做些什么呢？

　　（1）提高患者对治疗的依从性　　癫痫的治疗是长期的过程，需要患者有良好的依从性，按时按量服药，生活规律，戒烟戒酒，避免熬夜，少玩手机电脑，饮食清淡，避免刺激，并按时到医院复诊，根据患者病情及自身情况的变化及时调整用药，这需要亲属及朋友的监督及督促，帮助患者坚持治疗。

　　（2）记录患者的发作时间，发作表现　　许多患者发作时并不自知，甚至认为自己并未出现发作，更不清楚发作时的表现及发作时间，而患者的发作频率及发作表现则是抗癫痫药物调整的重要依据。因此，癫痫患者的近亲属需要随时关注患者的发作情况并做好详细的记录，包括意识丧失时间、抽搐时间、抽搐的部位是局部还是全身，是否伴有双眼上视、二便失禁等，如情况允许，可以录制视频。

　　（3）关注患者的安全　　全面性发作及复杂部分性发作患者由于发作时伴有意识丧失或意识不清，发作有可能随时随地出现，甚至出现在危险的场所，给患者的生命安全带来威胁。对于发作频繁，且发作时伴有意识不清的患者应有专人看护，防止因意识突然丧失而跌伤，迅速移开周围硬物、锐器，以免出现意外。

癫痫大发作的现场急救注意事项：①立刻使患者平躺，头部侧向一边，清除口腔分泌物及假牙，以保持患者呼吸道通畅。注意使用柔软的衣物保护患者的头部及关节部位。②如果患者没有出现咬舌，不要强行把硬物塞进患者嘴里，可以常备压舌板，将压舌板放于患者上下磨牙之间，避免舌咬伤。③癫痫发作时，如患者出现肢体抽搐，不应强行压住患者的肢体，可能会导致患者骨折，而应防止患者从床上或沙发上坠落，将身边利器移开。

（4）**注意观察有无药物不良反应** 如药物过敏、药物过量等，以便及时与医生沟通。所有抗癫痫药物均有不同程度的不良反应，与剂量及个体因素有关。剂量相关性不良反应多见于开始用药或加量时，与血药浓度有关，需注意观察。多数不良反应为暂时性，如头晕、头痛、消化道反应，必要时需在医生指导下缓慢减量症状即明显减轻；进食时服药可减少恶心反应。严重特异反应如卡马西平、拉莫三嗪所致皮疹，丙戊酸、卡马西平导致肝损伤、血小板减少等，苯妥英钠引起神经系统损害，苯巴比妥导致智能、行为改变等，出现时应立即复诊，在医生指导下进行减量、停药或换药。

（5）**关注癫痫患者的精神心理状态** 许多癫痫患者在患病后都存在悲观、失望甚至自卑的心理，这时需要身边的亲属给予患者更多的关爱和理解，让患者逐渐接受事实的同时，敢于正视疾病；同时给予患者各方面的支持，帮患者消除心理上的障碍，患者在获得足够关爱和支持的情况下可以继续投入到正常的学习、工作及生活，重燃对未来生活的向往。当患者有明显自伤、暴力或者极端情绪时，应积极寻求心理医生的帮助，及时、有效的心理干预可以帮助患者消除不良情绪，对抗疾病的成功率也会明显提升。

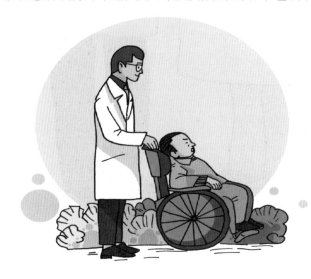

锥体外系与变性疾病

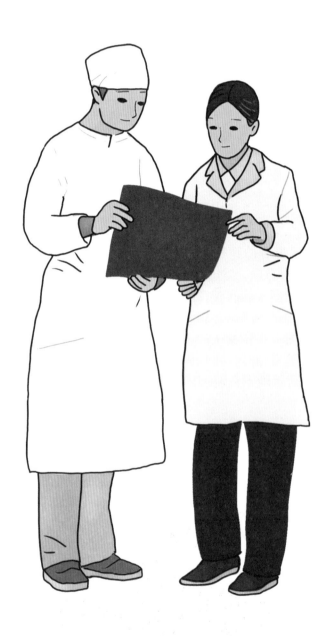

76 "手抖""点钞手""震颤"是病吗？

"手抖"在医学术语中称之为"震颤"，"点钞手"指拇指与屈曲的食指间呈"搓丸样"动作，是帕金森病患者的典型表现。震颤只是描述一种临床运动现象，并非是一种疾病。震颤是一种常见的运动障碍表现形式，但其临床表现复杂，有诸多因素和疾病均可引起此种表现，所以临床上对其病因分析和诊断有一定难度，最重要的两大内容包括震颤的定义及分类。

震颤的定义：指身体部位的非自主性的、节律性的震动。生理性震颤的特点：头部或者肢体在失去支撑的情况下出现，不易察觉，多具有对称性，进展及劳累时加重。病理性震颤：易察觉、持续性存在。

震颤的分类：震颤分类主要基于临床特征和病因学，一种综合征可能对应多种病因，一个病因可能出现多种综合征。

震颤综合征：由特定的临床体征加临床症状组成，主要分为孤立性震颤综合征（仅有震颤）和复合性震颤综合征（震颤加其他系统性或神经系统性体征）。

常见的震颤及震颤综合征如下。

（1）特发性震颤　特发性震颤的发病高峰在年龄上呈双峰形式分布；特发性震颤通常表现为双手的姿势性和运动性震颤，在此之前可能有头、颈的轴性震颤或声音震颤，或伴有四肢震颤。特发性震颤有 4 大特点：①以双上肢动作性震颤为特征的孤立性震颤综合征；②病程≥3 年；③伴或不伴其他部位震颤(如头部、声音或者下肢)；④无其他神经系统体征，如肌张力障碍、共济失调或帕金森综合征的表现。

（2）特发性震颤叠加综合征　除具有特发性震颤的震颤症状表现外，还同时伴有其他神经系统体征（如可疑肌张力障碍性姿势、认知功能受损或其他轻微神经系统体征，且该类综合征不足以明确归为其他综合征分类或其他诊断）。

（3）伴帕金森综合征（运动迟缓和肌强直）样震颤　其特征为手部、下肢、下颌、舌头或者足部出现静止性震颤（即搓丸样震颤），可以随着肌肉的自主运动减弱或者消失，此特点可用于帕金森病和特发性震颤叠加综合征的鉴别诊断。

（4）意向性震颤综合征　主要表现为<5 赫兹的意向性震颤，伴或不伴有其他局灶性体征。

（5）Holmes震颤　表现为静止性、姿势性和意向性震颤综合征，通常表现为近端和远端节律性肌肉收缩，震颤频率通常<5 赫兹。

（6）**静止性震颤** 是指受累身体部位完全支撑，且无肌肉收缩时出现的震颤。静止性震颤最常见于帕金森病，其震颤幅度通常在随意运动时减小或消失，精神紧张时增大，在步行或身体其他部位动作时，静止性震颤可能会出现或加剧。

（7）**动作性震颤** 动作性震颤发生于主动保持一种姿势对抗重力时或随意运动期间，包括运动性震颤、姿势性震颤和等距性震颤。运动性震颤进一步分为单纯运动性震颤、意向性震颤及任务特异性震颤，单纯运动性震颤其震颤在整个运动中大致相同，如慢速挥手；意向性震颤在受累身体部位接近其视觉目标时发生震颤并逐渐增加；任务特异性震颤在执行书写等特定任务期间发生。姿势性震颤在保持特定位置或姿势时出现。等距性震颤在肌肉收缩对抗静止物体时发生，如握拳或抓住检查者的手指时。

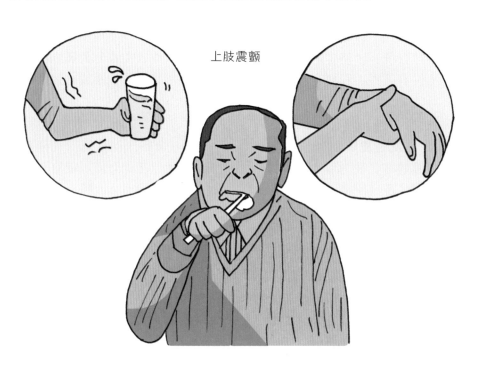

上肢震颤

77　帕金森病能治吗?

"走起路来慌慌张张，手抖动得连筷子都拿不稳，说话越来越含糊，表情僵硬失去了笑容……"帕金森病患者常把发病的感觉形容为一点点地折磨，最终把人击垮。其实，患有帕金森病并不可怕，只要有积极的生活态度，科学地管理疾病，"帕友"一样可以活出精彩。

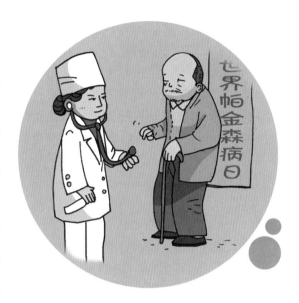

帕金森病的治疗有哪些方法呢? 对帕金森病的运动症状（影响工作和日常生活能力）和非运动症状（干扰生活质量）应采取综合治疗，包括药物治疗、手术治疗、康复治疗、心理治疗及照料护理等。治疗帕金森病"药物是基础，手术是提高，康复是补充"。目前的药物或手术均只改善症状不能阻止病情的发展，因此，治疗原则应该立足眼前，考虑将来，长期管理。药物治疗力求"尽可能用小剂量达到满意临床效果"，避免药物的急性不良反应，提倡早诊断、早治疗，强调个体化特点。

药物治疗根据疾病的分期、伴发症状不同有不同的治疗方案，尤其是中晚期帕金森病，临床表现极其复杂，既有疾病本身的进展，也有药物不良反应或运动并发症，因此需要到医院就诊，由神经科医师调整治疗方案。

帕金森病康复治疗：①家庭锻炼。需要持之以恒，要把握它的正确性。一方面是指方法正确，另一方面是运动量正确。如果训练的方式方法不正确或者说过于疲劳，反而有可能加重患者的病情。如果是病情比较轻、能够很好配合的患者，会让患者到门诊来做康复治疗，如果不能定期过来做康复治疗的患者会建议住院，住院时医生和治疗师根据患者的情况来评定功能障碍，根据患者的功能障碍再给患者制订个体化的训练方案。②运动训练。运动训练是帕金森病康复治疗重要步骤，早期的帕金森病患者可以去跑跑步，更好的运动方式是"向前大步走，向后退小步走"的方式，这样的运动量虽然不大，但是运动效率更高，对帕金森病的恢复及功能的改善更有好处。

78 "小舞蹈病"的由来

小舞蹈病又称风湿性舞蹈病、Sydenham 舞蹈病。由 Thomas Sydenham 首先描述，是风湿热在神经系统的常见表现。多见于儿童和青少年，男女比例约为 1:3，无季节和种族差异，临床特征是舞蹈样动作，肌张力降低，肌力减弱和（或）精神症状。大多数亚急性起病，少数可急性起病，本病可自愈，但复发者不少见。此病名起源于中世纪后期，当时很多风湿性舞蹈病患者都到圣维杜斯教堂做礼拜，人们相信圣维杜斯能治疗这种病。该病有自限性，3～6 个月后可自行缓解，适当的治疗可以缩短病程和减轻症状。

病因是由 A 族乙型溶血性链球菌感染引起机体的自身免疫反应。患者病前常有上呼吸道 A 族乙型溶血性链球菌感染史，机体因链球菌的感染启动免疫应答反应产生抗体，产生的抗体与某种未知的基底节神经元的抗原存在交叉反应，引起免疫炎症反应。

（1）**临床表现**　①舞蹈症，常累及全身，也可以一侧较重，若局限于一侧者，称半侧舞蹈病。主要累及面部和肢体远端，累及面部的表现为挤眉、弄眼、噘嘴、吐舌和扮鬼脸等；累及肢体的表现为：上肢各关节交替伸直、屈曲和内收等，下肢步态颠簸、行走摇晃、易跌倒，躯干表现脊柱不停地弯、伸或扭转，呼吸可不规则。情绪紧张、技巧动作和讲话时加重，平静时减轻，睡眠时消失。常在发病 2～4 周内加重，3～6 个月内自行缓解。约 20% 的患儿在 2 年内复发。②肌张力低下和肌无力，与舞蹈样动作、共济失调构成小舞蹈病三联征。因肌张力低和肌无力同时存在，当患者举臂过头时手掌旋前(旋前肌征)，当手臂前伸时因张力过低而呈腕屈、掌指关节过伸，称舞蹈病手姿。若令患者紧握检查者第 2、3 指，可感觉患者手时紧时松，称"挤奶妇手法"或盈亏征。③精神障碍，可出现情绪不稳、焦虑不安、激惹、抑郁、注意力缺陷、多动障碍、幻觉、妄想等精神症状，周围的嘈杂声音或强光刺激均可加重患者的精神障碍及舞蹈样动作。有些病例精神症状先于躯体症状，随舞蹈样动作消除，精神症状也很快缓解。④其他：约 30% 的病例可伴有急性风湿热表现：低热、风湿结节、关节炎和心瓣膜炎等。曾有报道儿童舞蹈病患者合并有中央视网膜动脉梗死。多数学者认为此系患者合并有隐性心脏瓣膜病而引起视网膜动脉的栓塞所致。另一可能为局部的血管炎而引起血栓形成。

（2）**治疗**　①对症治疗：卧床休息，必要时镇静和预防性抗生素治疗等。避免强光、嘈杂等声光刺激；床垫、床围宜柔软，预防四肢因不自主运动而受伤；选择营养丰富且易于消化吸收的食物。患者如能在舒适、充满同情的环境中卧床休息，确实能促进恢复，教堂的静谧气氛使圣维杜斯赢得了能治此病的美名。选择药物控制症状，如对舞蹈症可选用多巴胺受体拮抗剂（氯丙嗪、氟哌啶醇、奋乃静、硫必利）或多巴胺耗竭剂（利舍平或丁苯那嗪），也可考虑应用增加γ-氨基丁酸含量的药物（如丙戊酸钠，0.2克/次，3次/日），加用苯二氮卓类药物（如地西泮、氯硝西泮或硝西泮）。②病因治疗：确诊风湿热后，首先应用抗链球菌治疗，最大限度地防止或减少小舞蹈病复发及避免心肌炎、心瓣膜病的发生。有观点认为青霉素治疗至少5年。青霉素过敏者，可予其他对链球菌敏感的抗生素，如头孢类。③免疫治疗：因患儿在患病期间体内存在抗神经元抗体，免疫治疗可能有效，可应用糖皮质激素，也有少量文献报道，血浆置换、免疫球蛋白静脉注射可缩短病程和减轻症状。

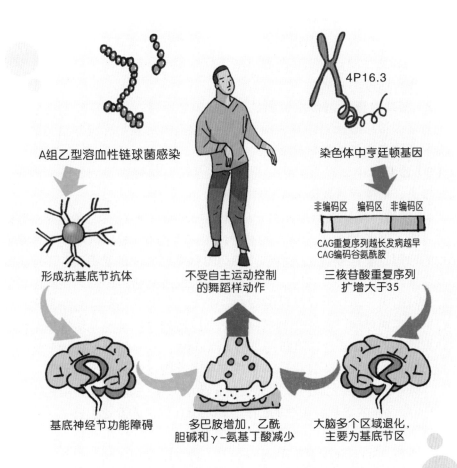

79 "大舞蹈病"的由来

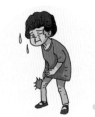

亨廷顿病（Huntington disease, Hd）又称慢性进行性舞蹈病、大舞蹈病，是一种遗传性疾病，导致脑细胞死亡。具有遗传早现特征，连续后代中发病提前倾向，父系遗传早发倾向更为显著。患者一般在中年发病，出现运动、认知和精神方面的症状。

（1）临床特征 大多数患者存在阳性家族史，隐匿起病，缓慢进展。无性别差异。通常在 30～50 岁开始出现症状，最早的症状往往是情绪或心智能力的微小问题。早期的精神症状：烦躁不安、易激惹、反社会行为及抑郁等，通常智能下降为痴呆症。运动障碍常以烦躁开始，出现协调缺乏，随着疾病的进展，逐渐出现异常粗大的舞蹈样动作。少数患者表现为进行性肌强直和运动减少，无舞蹈样动作，称为 westphal 变异型；青少年患者可能出现癫痫和小脑共济失调，如伴有痴呆和家族史可以考虑此病。

（2）辅助检查 遗传性检测是确诊的重要手段，由于亨廷顿病外显率高，进行基因诊断时一定注意表面假阳性。脑电图可显示弥漫异常。脑磁共振可提示大脑皮质和尾状核萎缩。

（3）诊断 中年以上发病，具备隐匿起病并缓慢进展的舞蹈样动作，阳性家族史，精神症状及痴呆 4 个临床体征。

（4）防治 无特效治疗方案，病程 10～25 年，死亡原因多为因吞咽困难、营养不良及长期卧床等诱发的并发症。在大约 9% 的病例中，自杀是导致死亡的原因。亨廷顿病无法治愈。疾病的后期需要全日制护理。还应告知患者及家属此病遗传性及风险，建议患者的后代进行遗传咨询，用基因检测检出症状前疾病。药物治疗可以缓解一些症状，有些可能改善生活质量。

目前对症治疗的药物：①抑制纹状体多巴胺能输出神经元缓解舞蹈症和运动障碍。多巴胺 D2 受体阻断剂（如氟哌啶醇、氯丙嗪、硫必利）从小剂量开始，注意锥体外系不良反应。神经末梢多巴胺耗竭药物（利舍平、丁苯那嗪）。选择性 5-羟色胺再摄取抑制剂。②增加 γ-氨基丁酸含量药物。③γ-氨基丁酸受体激动剂。④增加乙酰胆碱功能药物。⑤安定类药物。⑥亨廷顿病治疗新药：大脑磷酸二酯酶 10A（PDE10A），氘代丁苯那嗪（控制锥体外系症状新药，SD-809），普利多匹定（一种多巴胺稳定剂），谷氨酰胺转胺酶抑制剂如半胱胺（cysteamine）。上述新药在临床 2/3 期研究中显示出较好的疗效及安全性，有待于食品药品监督管理局批准及应用于临床。

80 "老舞蹈病"的由来

老年性舞蹈病起病急骤，无家族史，发病年龄较迟（多为 60 岁以上），舞蹈样动作较轻，且为唯一症状，不伴智能衰退。舞蹈样动作有时只出现于舌、面和颊肌区，呈良性病程，部分患者可引起心脑血管疾病，可与亨廷顿病鉴别，但有时与散发性亨廷顿病很难区分。也有报告指出，老年性舞蹈病患者的脑组织中可发现老年斑（SP）或称为神经炎斑（NP），故认为老年性舞蹈病是一种老年遗传性疾病。

治疗原则参照亨廷顿病，选用对抗多巴胺能药物或多巴胺受体抑制剂。①对抗多巴胺能药物或多巴胺受体抑制剂主要治疗药物有丁酰苯类药物中的氟哌啶醇和吩噻嗪类药物氯丙嗪、奋乃静等，可以阻滞多巴胺受体。苯酰胺类药物如硫必利（泰必利）有抗多巴胺能的作用。②提高胆碱的含量，毒扁豆碱可抑制中枢胆碱酯酶的活性，阻止胆碱的降解，改善舞蹈样运动。③可辅助应用神经系统促代谢药物、维生素类和能量合剂等。抗自由基、抗氧化和抗细胞兴奋毒性治疗可能也具有一定的疗效。此外，加强肢体功能训练，进行心理治疗也可取得良好的疗效。若为血管性疾病所致，可配合改善脑血液循环治疗。

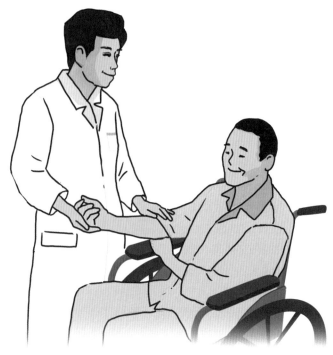

81 什么是抽动秽语综合征?

抽动秽语综合征是一种以抽动为特征的慢性神经精神障碍疾病, 可能与遗传因素相关, 其特点是反复发作的不随意运动及不可控制的发声, 有的患者可以出怪声, 甚至秽语。法国神经病学专家 Georges Gilles de la Tourette 于 1885 年详细描述了一位法国贵妇人具有的这些特点, 故此病又称 Tourette 综合征。多在 2~15 岁起病, 男女比例为 (3~4):1。

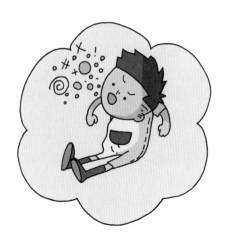

（1）**临床症状**　①由表情肌、颈肌或上肢肌肉迅速、反复、不规则抽动起病, 表现为皱眉、挤眼、噘嘴、摇头、仰颈、提肩等。以后症状逐渐加重, 出现躯干和四肢的爆发性不自主运动, 如躯干扭转、投掷运动及踢腿等。抽动发作频繁, 少则 1 天十几次, 多者可达数百次。精神紧张时加重, 入睡后消失; ②30%~40% 的患儿因喉部肌肉抽动而反复地爆发出无意义的单怪声, 半数伴有秽语; ③85% 左右的患儿有轻中度行为异常, 表现为注意力不集中、焦躁不安、强迫行为及破坏行为; ④50% 左右的患儿可能伴有注意力缺陷多动障碍。脑电图检查可有异常表现, 动态脑电图异常率达 50%, 但对诊断缺乏特异性。

（2）**诊断标准**　①18 岁以前发病; ②存在多发性运动和≥1 种发声抽动; ③1 天内抽动发作多次(丛集性), 几乎天天发作或间歇发生, 间隔期＜3 个月, 病程超过 1 年; ④影响学习、社交和其他重要功能; ⑤排除服用兴奋剂或其他疾病。

本病的诊断来自对症状的细心观察, 因此作为家长应当密切注意孩子的平时表现, 是否存在异常运动和发声, 并请老师观察孩子在学习时有什么异常表现。无血液分析或其他神经检测等辅助检查手段来诊断本病, 但可以用脑电图、CT、磁共振或某些化验来排除那些易与本病相混淆的疾病, 如小儿多动症、病毒性脑炎和亨廷顿病等, 可用测试量表来评估抽动的严重程度。

（3）**治疗**　药物联合心理疏导是目前有效的临床治疗措施, 可使许多患儿恢复正常。常用药物有氟哌啶醇、舒必利、硫必利或利培酮, 应从小剂量开始, 逐渐增加至有效剂量, 症状控制后, 缓慢减量, 建议药物治疗时间大于 3 个月。

肝豆状核变性是什么病？

82

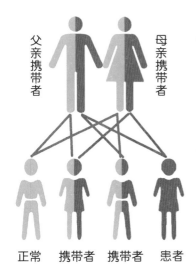

父亲携带者　母亲携带者

正常　携带者　携带者　患者

肝豆状核变性（hepatolenticular degeneration，HLD），又名 Wilson病（WD），是一种常染色体隐性遗传的铜代谢障碍疾病，全球发病率为 1～2/10万，是目前少数几种可治疗的神经遗传病之一。如不恰当治疗将会致残甚至死亡，关键是早诊断、早治疗，晚期治疗基本无效。

（1）病因　致病基因 ATP7B 定位于染色体 13q14.3，该基因突变导致血清铜蓝蛋白（ceruloplamin，CP）合成减少及胆道排铜障碍，蓄积于体内的铜离子在肝、脑、肾、角膜等处沉积，引起进行性加重的肝硬化、锥体外系症状、精神症状、肾损害及角膜色环等。

（2）临床特征

1）多见于 5～35 岁发病，男性稍多于女性，少年型（7～15 岁，平均发病年龄约 11 岁）病程进展迅速，多以肝脏症状起病；晚发型成年（20～35岁，平均发病年龄约 19 岁）病程进展缓慢，多以神经症状起病。25%～50% 的患者有家族史。临床以肝硬化进行性加重、锥体外系症状、精神症状、肾损害及角膜 K-F 环等为特征，少数成人病例患慢性肝病但始终无神经症状，少数首发症状是急性溶血性贫血、皮下出血、鼻出血及肾损害。

2）神经症状在儿童期多见舞蹈、手足徐动、上肢扭转和快速无意识动作，下肢跳跃性步态，可有面部怪异表情、流涎、口吃和构音障碍，后期持续全身扭转痉挛，可伴有痫性发作。成人期多见肌强直、动作减少和慌张步态，可有肢体意向性、姿势性或静止性震颤。

3）精神症状较常见，主要表现是行为异常和情感障碍。早期出现进行性智能减退，反应迟钝，学习成绩退步，记忆力减退，注意力不集中等，无故哭笑或傻笑和不能自制较常见，常有冲动行为，少数可有各种幻觉、妄想及人格改变等。

4）角膜 K-F 环是本病的重要体征，是角膜与巩膜交界处的暗棕色角膜环，是角膜弹力层铜沉积所致，出现神经系统症状患者几乎均有 K-F 环，7 岁以下患儿可以不出现。部分患者可能出现晶体混浊、瞳孔对光反应迟钝及暗适应能力下降。

5）肝脏症状，80%的患者存在肝脏损害症状。多为隐匿性非特异性慢性肝损害，患者出现倦怠无力、食欲缺乏、肝区疼痛及肝脏体积改变，可见蜘蛛痣，晚期脾肿大和脾功能亢进，引起溶血性贫血，血小板减少，出现鼻出血、牙龈及皮下出血、食管静脉曲张破裂出血、肝性脑病等。肝脏损伤会出现体内激素代谢异常，女性患者可有月经不调、流产史，男性乳房发育。部分患者出现皮肤色素沉着，双小腿伸侧明显。

6）铜离子在近端肾小管和肾小球沉积，引起肾小管重吸收障碍，导致肾性糖尿、微量蛋白尿及多种氨基酸尿，少数伴肾小管酸中毒。关节铜沉积可致骨关节畸形及骨关节痛，钙、磷代谢障碍易引起骨质疏松和骨折。

（3）**辅助检查** 血清铜蓝蛋白降低及尿铜增加，血清铜蓝蛋白降低是重要的诊断依据之一，正常 200～500 毫克/升，如果 <80 毫克/升高度提示诊断；患者 24 小时尿排铜量≥100 微克（正常 <100 微克）。肝肾功异常可见血清总蛋白降低、球蛋白增高、肾脏损害可见血尿素氮、肌酐增高、蛋白尿等。脑磁共振检查可辅助诊断。

（4）**诊断** 临床诊断肝豆状核变性有 4 条标准：①肝病史或肝病征/锥体外系病征。②血清铜蓝蛋白显著降低和（或）尿铜升高。③角膜 K-F 环。④阳性家族史。

（5）**治疗** 需住院治疗。

发病机制模式图

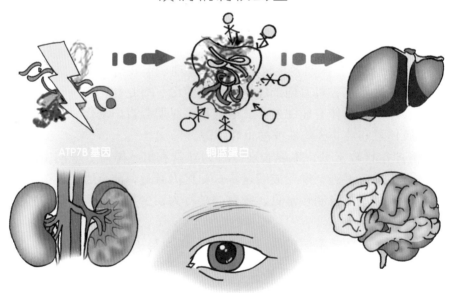

ATP7B 基因　　　　　铜蓝蛋白

83 既熟悉又陌生的"痴呆"血管因素

何为痴呆？指一种慢性获得性，并呈进行性加重的智能障碍综合征。表现为记忆力下降，认知及生活能力下降等，严重时相当影响生活质量。引起痴呆的病因很多，包括脑变性疾病、脑血管疾病、代谢性疾病、颅内感染、颅内占位、低氧和缺血症、颅脑外伤等，本次详述引起痴呆的血管因素。

血管性痴呆（vascular dementia, VD）是指与脑血管因素有关的痴呆，血管因素主要指脑内的血管，可以是这些血管本身的病变，也可以是颅外大血管及心脏的病变，间接地影响了脑内的血管，使脑内的血管供血不足，从而导致脑组织缺血缺氧性改变，最终使大脑功能全面衰退（不能认人）。

痴呆好发于老年人群，血管性痴呆是仅次于阿尔茨海默病导致老年性痴呆的第二大病因，受到广泛关注。

血管性痴呆的病因可分为 5 大类。

（1）危险因素相关性：高血压病、糖尿病、高脂血症等。

（2）缺血性：①大血管缺血。多发性脑梗死、关键部位梗死等。②小血管缺血。Bingswanger病，伴脑梗死和脑动脉病等。③身体里面的血液量减少。血容量不足、心脏射血障碍或其他原因导致血压偏低等。

（3）出血性：脑出血、蛛网膜下腔出血、脑淀粉样血管病、慢性硬膜下血肿等。

（4）其他脑血管病性：脑血栓形成、脑动静脉畸形等。

（5）脑血管病合并阿尔茨海默病。

血管性痴呆多在 60 岁以后发病，有晕厥病史，逐渐进展，病情时好时坏，表现为认知功能显著受损达到痴呆标准，伴有一小部分神经系统受损的症状体征。但部分小血管疾病导致的痴呆可以缓慢起病，持续进展，临床缺乏明显的晕厥病史。患者的认知障碍表现为执行功能受损显著，如制订目标、计划性、主动性、组织性和抽象思维及解决冲突的能力下降，常有近记忆力和计算力的降低。可伴有面无表情、少话、焦虑或亢奋等精神症状。依据病灶特点和病理机制的不同，临床上将其分为多种类型，不同类型痴呆临床表现不同，诊断及治疗需到医院神经内科专科就诊。

血管性痴呆一旦形成，很难恢复，建议保持健康生活习惯，控制好血压、血糖、血脂等一系列脑血管病危险因素，尽量减少发生血管性痴呆的危险因素。

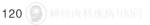

84 "渐冻人" "冰桶挑战" "霍金"
——来认识运动神经元病

1988年，台湾运动神经元疾病协会经过讨论，从"木乃伊""运动神经萎缩""运动神经病变""思想巨人""渐缩人""渐冻人"等名词中，通过了以"渐冻人协会"作为其协会的别名，意取"运动神经元疾病患者在罹病之后，逐渐萎缩瘫痪，恰如被渐渐冰冻起来一般。""渐冻人"由此得名。

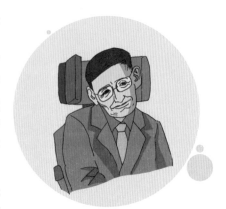

"冰桶挑战"是"ALS ice bucket challenge"的简称，是美国 ALS（肌萎缩侧索硬化）协会发起的一项公益活动挑战赛，所以冰桶挑战是一场旨在唤起民众关注肌萎缩侧索硬化（运动神经元病）并为其患者捐款的公益活动，冰桶挑战由开始的"冰水挑战"发展而来，仅在美国总捐款就达 1.15 亿美金。

霍金，是现代伟大的物理学家之一，也因从 21 岁开始患上肌萎缩侧索硬化，让全世界知道了这种痛苦的罕见病。

那么，所谓"渐冻人""运动神经元病""肌萎缩侧索硬化"究竟是何种疾病？如何早期发现和治疗呢？

"渐冻人"是对运动神经元病患者一个形象的称谓。在脊髓中，有"专职"控制和调节随意运动的神经元，医学上称之为"运动神经元"。当这些运动神经元发生了"变性""罢工"，就会导致运动乏力、肌肉萎缩。有时也会影响语言、吞咽和呼吸功能。这就是运动神经元病，也被称为"渐冻症"，而肌萎缩侧索硬化是运动神经元病的一种，在美国也可以泛指运动神经元病。

（1）如何早期识别"渐冻人"？

"渐冻人"最早期的表现，可能就是不经意间发现肢体的肌肉萎缩。很多患者也能感觉到肌肉会出现不听使唤的"跳动"。随着疾病的发展，肌肉萎缩越发得严重，最终出现肌无力和运动功能丧失。

大部分患者在病程中可出现咽喉部肌肉的受累，主要表现为饮水呛咳、吞咽困难和舌肌萎缩。中晚期的患者可以出现呼吸困难。

早期的"渐冻人"最容易和颈椎病相混淆。肌肉萎缩也可以是颈椎病的表现。区别的要点在于"渐冻人"不会出现肢体麻木、感觉异常等颈椎病的常见表现。而颈椎病不会发生饮水呛咳、吞咽困难和舌肌萎缩。在临床上，我们可以应用肌电图和颈椎磁共振鉴别这两种疾病。

需要注意的是，一部分"渐冻人"可能有遗传倾向。迄今为止，已有10余种基因被发现与"渐冻人"关联。所以，确诊"渐冻人"，尤其是年轻的患者，需要进一步做基因检查和遗传咨询。

（2）"渐冻人"如何治疗与护理？

目前针对"渐冻人"的治疗是不成功的，而且对于"渐冻人"不可治疗的观念也基本在神经科医生的脑海中"根深蒂固"。

利鲁唑（riluzole）和依达拉奉是目前被证实用于治疗"渐冻人"的两种药物，能够延缓疾病进展的速度和延长生存期。前者价格昂贵，使得很多患者难以承受。

对于"渐冻人"来说，医生和药物的作用是有限的。家庭的护理、康复支持对于患者社会功能的恢复及身心健康的意义非比寻常。

家庭护理直接关乎患者的生活质量和生存时间。对于有呛咳的患者，细致的护理和早期鼻饲饮食能够有效地降低吸入性肺炎的风险。对于呼吸功能受累的患者，家庭体外呼吸机的应用能延长生存期。

完善的家庭康复计划能增强患者信心，比如服药、语言康复、肢体运动康复、心理疏导等，这绝非易事，是"浩大"的工程。

尽管"渐冻人"目前尚不能够治愈，但研究者从未放弃探索其机制和治疗的新方法。研究发现，有些药物能够通过调节自噬功能挽救运动神经元。其中，部分药物在动物模型中，已经显示出了良好的治疗效果和极少的不良反应，也希望这些药物能够尽快进入临床实验阶段。

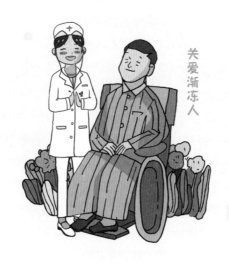

85　罕见病——"多系统萎缩"的含义是什么？

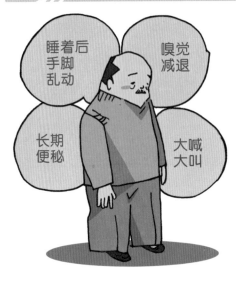

嗅觉减退

睡着后手脚乱动

长期便秘

大喊大叫

多系统萎缩是一种罕见疾病，在50岁以上人群，年发病率为（3～5）/10万人口。简单来说，"多系统"指神经系统的多个部位受累，包括锥体外系、锥体系、小脑和自主神经系统，"萎缩"指神经变性退化，所以称之为多系统萎缩。多系统萎缩可出现帕金森综合征、小脑性共济失调和自主神经功能障碍等表现，严重影响患者的生活质量。

那么，什么是帕金森综合征呢？诊断帕金森综合征是基于3个核心运动症状，即具备运动迟缓和至少存在肌强直或静止性震颤2项症状中的1项。帕金森病和多系统萎缩都具有帕金森综合征运动症状的表现，因其运动症状表现相似，多系统萎缩非常容易与帕金森病相混淆，也容易被误诊。而帕金森病患者不会出现小脑性共济失调和早期严重的自主神经功能障碍，可以帮助鉴别这2种疾病。所以说，多系统萎缩可以有帕金森病样表现，但不是帕金森病。

什么是小脑性共济失调呢？共济失调是指在行走、拿取物品、进食等日常生活中出现四肢、躯干运动功能不协调。常从下肢开始，以下肢表现突出。多系统萎缩造成的共济失调是小脑性共济失调，由小脑功能受损造成，主要表现为步态不稳、肢体动作不协调、发音不清等。

自主神经功能障碍往往是首发症状，也是常见的症状，主要有：体位性低血压（通常表现为卧位或是坐位变为直立时出现的头晕眼花、站立不稳，严重的患者甚至出现双眼发黑、昏厥）、多汗、便秘、夜尿增多、尿频、尿急、尿失禁、性欲减退或性功能障碍等。

如果有上述症状或怀疑本病，建议至神经内科就诊。目前临床上诊断多系统萎缩常用的辅助检查如下。

（1）卧立位血压检测　分别测量平卧位及由卧位站起后不同时间的直立位血压，站立2～3分钟内血压下降（收缩压大于30毫米汞柱，舒张压大于15毫米汞柱），而心率无变化者为阳性。

（2）神经电生理检查　肛门括约肌肌电图能反映Onuf核的变性，不论分型、分期、是否有泌尿及肛门直肠功能异常，均可有较高的阳性率，有助于本病的早期诊断。

（3）**影像学检查**　头颅磁共振表现有典型的特征，有助于多系统萎缩的诊断，如脑桥"十字征""壳核裂隙征""脑干小脑萎缩"等。

多系统萎缩的治疗方式有哪些？能治愈吗？答案是令人失望的，目前无有效的方法，疾病早期及中期主要是针对出现的症状进行对症处理，只能改善症状，不能阻止病情的发展，更无法治愈，疾病晚期以心理治疗及护理为主。一般对于体位性低血压、排尿功能障碍、帕金森综合征、四肢僵硬等症状给予对症的药物治疗。

体位性低血压的治疗：①调整生活方式，如避免饮酒，避免饱餐，增加水盐摄入，穿弹力袜，坐起站立时动作要缓等。②药物应用方面，避免可能诱发或加重体位性低血压的药物；根据低血压程度，可应用改善体位性低血压的药物，如米多君、屈昔多巴等。

排尿功能障碍可选择药物、定期如厕、膀胱训练和导尿管间断清洁导尿等措施。可选用的药物如曲司氯铵、奥昔布宁、托特罗定等能改善早期出现的排尿不适。

帕金森综合征可应用抗帕金森病的药物来改善运动功能，如多巴丝肼等，但药效较差。

目前尚无针对小脑性共济失调疗效肯定的药物。可试用盐酸丁螺环酮。

那么，如何预防多系统萎缩呢？由于其发病机制不明，目前也没有有效的预防措施。建议尽量避免长期接触有机溶剂、重金属和农药，养成良好的生活习惯。

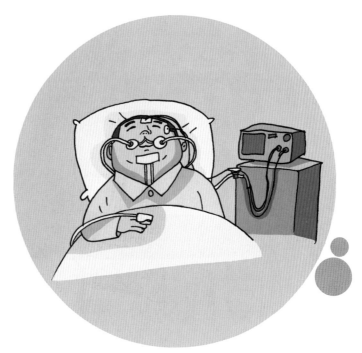

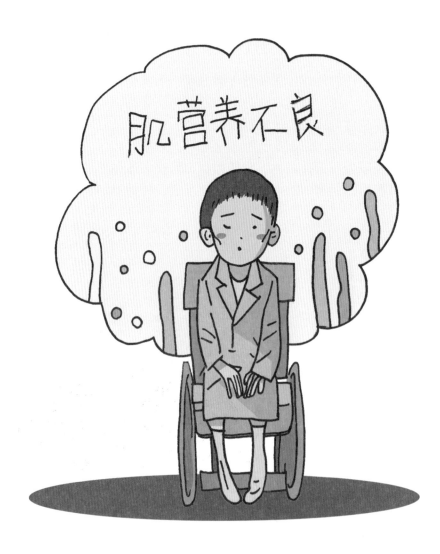

86 重症肌无力的治疗关键

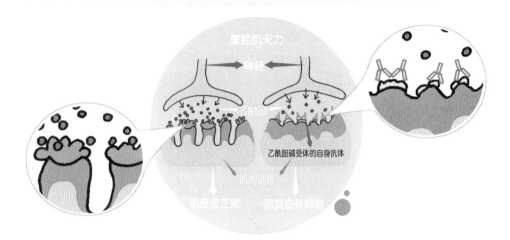

重症肌无力（MG）是一种由神经肌肉接头处传递功能障碍所引起的自身免疫性疾病，临床主要表现为部分或全身骨骼肌无力和易疲劳，活动后症状加重，经休息后症状减轻。重症肌无力患者发病初期往往感到眼或肢体酸胀不适，或视物模糊，容易疲劳，天气炎热或月经来潮时疲乏加重。随着病情发展，骨骼肌明显疲乏无力，显著特点是肌无力于下午或傍晚劳累后加重，晨起或休息后减轻，此种现象称之为"晨轻暮重"。

重症肌无力是一种可以治疗的疾病，但它是一种慢性疾病，所以坚持长期、规律用药、定期复诊十分重要，重症肌无力的治疗可以分为对症治疗、胸腺切除手术、免疫抑制剂治疗、中医中药治疗等。

（1）药物对症治疗 主要为胆碱酯酶抑制剂，胆碱酯酶抑制剂能够使神经肌肉接头处的乙酰胆碱灭活减少，使乙酰胆碱数量增多，而乙酰胆碱与肌肉细胞膜上的受体结合，产生动作电位使骨骼肌运动，所以乙酰胆碱抑制剂是对症治疗的药物，治标不治本，该药物不能长期单独应用，应该从小剂量开始应用，常用药有甲基硫酸新斯的明、溴吡斯的明。部分患者服药后可有腹部不适、多汗等症状，可予阿托品对症处理。

（2）免疫抑制剂治疗 因为重症肌无力与自身免疫有关，可以应用免疫抑制剂进行治疗，常用的免疫抑制剂为：肾上腺皮质类固醇激素，如强的松、甲基强的松龙等；硫唑嘌呤；环孢素A；环磷酰胺；他克莫司。激素是重症肌无力一线治疗药物，用法可以分为大剂量冲击疗法、中剂量冲击、小剂量递增。激素用药过程中要注意坚持长期服药，严格遵医嘱，严禁自行随意增减药物，按医嘱定期复诊。吃了激素易发胖，形成满月脸、水牛背，但合理的饮食可以控制体重过度增长，激素减量过后体型可以逐渐恢复，注意补钾、补钙、护胃。定期检测血压、血脂、血糖等指标，注意防治骨质疏松。

（3）手术治疗　患者90%以上有胸腺异常，胸腺切除是重症肌无力有效治疗手段之一。适用于16～60岁发病的全身型、无手术禁忌证的重症肌无力患者，大多数患者在胸腺切除术后可获病情显著改善。合并胸腺瘤的患者占10%～15%，是胸腺切除术的绝对适应证。胸腺切除患者术后1～2年的缓解率可达35%，另约50%的患者会有显著改善。术后6～7年的有效率为45%～60%。

（4）中医药治疗　重症肌无力的中医治疗越来越受到重视。重症肌无力属"痿症"范畴。根据中医理论，在治疗上加用中医中药，可以减少免疫抑制剂带来的不良反应，在重症肌无力的治疗上起着保驾护航的作用，而且能重建自身免疫功能之功效。

（5）血浆置换　是指将患者血液引出体外，经过分离去除血液中的致病成分，然后补充等量的新鲜冷冻血浆的治疗方法。血浆置换可以降低循环中的抗体滴度，直接迅速清除患者血浆中的毒性抗体及炎性介质成分，避免其对相关组织的损害。其往往1～2天后起效，但疗效仅维持数周。适用于重症肌无力危象、胸腺摘除术前准备或重症难治性患者。

（6）静脉注射免疫球蛋白　人类免疫球蛋白中含有多种抗体，可以中和自身抗体、调节免疫功能。其效果与血浆置换相当。适用于危象抢救、胸腺摘除术前准备或重症患者。

重症肌无力患者预后较好，小部分患者治疗后可完全缓解，大部分患者可药物维持改善症状，绝大多数疗效良好的患者能进行正常的学习、生活和工作。

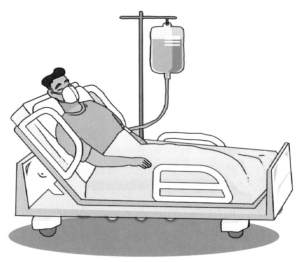

87 重症肌无力患者日常活动和饮食的注意事项

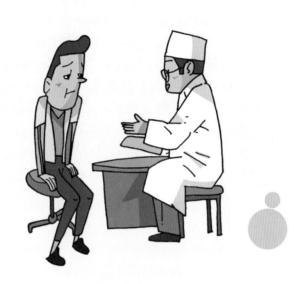

　　重症肌无力是一种由神经肌肉接头处传递功能障碍所引起的自身免疫性疾病，临床主要表现为部分或全身骨骼肌无力和易疲劳，活动后症状加重，经休息后症状减轻。患病率为（77~150）/100万，年发病率为（4~11）/100万。女性患病率大于男性，约3∶2，各年龄段均有发病，儿童1~5岁居多。

　　那么重症肌无力患者日常活动和饮食需要注意什么呢？

　　患者要根据自己的情况选择一些有助于恢复健康的运动。注意适量运动，锻炼身体增强体质，但不能运动过量，用眼不能劳累，尤其是眼肌型重症肌无力患者，每天看电视、手机、电脑、书等，总共不能超过1个小时。不主张患者参加较剧烈的体育运动，可适当散步，每天散步时间不超过1小时，不要使自己的身体太劳累，以免过劳使重症肌无力复发或产生危象。严禁参加篮球、排球、足球，以及游泳等体育运动。不能参加中度和重度体力劳动，可适当做一些轻度的体力或家务劳动。病情较重的患者或长期卧床不起的患者，应给予适当的按摩防止压疮的产生。

　　保证充足的维生素和蛋白的摄入，清淡饮食，慎吃寒凉刺激之物，多食温补平缓之品。也可选用健脾补肾的食品以增强机体的免疫功能，如多食排骨汤、蛋类、栗子、核桃仁等。减少奶和奶制品的摄取，应该用植物蛋白来替代动物蛋白。不要吃人造奶油、黄油等反式脂肪酸的食物。多吃有机蔬果、姜及姜黄。多吃含钾丰富的橘子、番茄、杏仁和西兰花等。可以吃金枪鱼和三文鱼等含欧米伽-3丰富的食物。在烹调技术上，不要用炸、烤、煎等方法，防止有效成分的破坏，可以用蒸、炖、煮的方式进行烹调。避免患者吃辛辣、刺激性的食物，这类食物的摄入会加重身体的负担。不能吃寒冷的食物，这类食物对身体的刺激性比较大，会加重病情，少饮用汽水等容易引起胃酸的饮料。不能过饱或过饥。在有规律有节度的同时，注意各种营养的均衡，不能偏食。下列食物食用后，会使病情加重，应避免食用：萝卜、芥菜、绿豆、海带、紫菜、芥蓝、穿心莲、黄花菜、西瓜、冬瓜、苦瓜、大白菜、豆浆，以及冰棍、冰激凌等。特别是萝卜和芥菜，最为关键。

患者在治疗中首先要有战胜疾病的信心，积极配合医生治疗，定期复查，防患于未然。树立长期与疾病做斗争的信心和决心，减少心理负担，避免精神刺激和过度脑力劳累，坚持服药并定期与医生保持联系；注意适量运动，锻炼身体增强体质；预防上呼吸道感染，适应自然界环境的变化，对穿衣、饮食、起居、劳逸等适当地节制与安排。

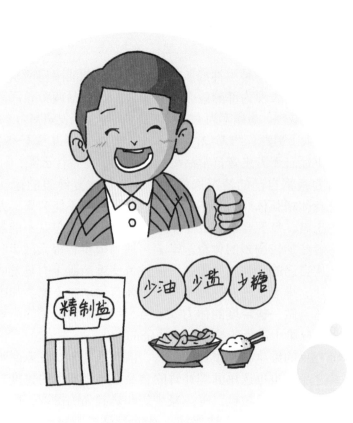

88 肌肉也会"感冒"

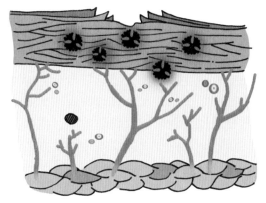

我们每个人几乎都经历过感冒，肌肉是我们人体重要组成部分，同样也会"感冒"，当肌肉受到自身抗体或病原体等异常成分的攻击时，会出现炎症反应，称为肌炎。什么是肌炎？肌炎该怎么办？我们来一起学习一下。

所谓肌炎，即是肌肉发炎所导致的肌肉病变，最主要表现为发病后出现肌无力现象，全身肌肉均可发病，但多以肢体近端肌肉、颈部肌肉、脊柱旁肌肉、咽部肌肉等部位肌肉无力最常见，少数患者可出现面部肌肉无力。在发病早期，患者可能感觉肢体乏力，行走、跑步、下蹲、起立、上楼梯等动作时感觉困难，之后会逐渐加重，出现步态不稳、容易摔倒，摔倒后需他人辅助才可爬起。如果上肢肌肉及颈部肌肉受损时，可出现上肢抬起困难，甚至可发展为不能完成梳头、穿衣等简单动作；大约有一半的患者可出现颈部肌肉的无力，出现屈颈无力，患者平卧位时抬头困难或不能抬头；若咽部肌肉无力，可出现饮水呛咳、吞咽困难、言语不清，影响进食水；若出现呼吸肌无力，可造成呼吸困难等症状，严重者需呼吸机辅助。

肌肉无力在早期时可表现为持续性进展，之后会出现自发缓解、逐渐加剧交替出现，如病情进一步发展，可由肌肉无力发展为肌肉萎缩。当肌肉萎缩后，会出现肌肉触之有柔韧感。小部分患者可出现肌纤维化，使关节挛缩而影响关节功能。

不难理解，肌肉发炎便会出现肌肉疼痛，多数患者均会出现，肌痛可为自发性疼痛，也可表现为行走、活动时疼痛，或者挤压肌肉时疼痛。

肌炎患者部分会有皮肤病变，而皮肤病变的差异较大，并且皮损程度与肌肉病变程度也常不平行，发生时间也不一定，皮损和肌炎可以同时发生，也可以先后发生。伴有皮损的肌炎称为皮肌炎，皮肌炎的皮疹多种多样，最常见的为面部、颈部、前胸上部的红斑，呈现为 V 字形，部分表现为关节突起处皮疹，也可表现为指关节、肘关节、膝关节、踝部等处出现红色或紫红色、米粒或绿豆大小、圆形丘疹。

　　该病起病多较隐袭，病情大多于数周或数月发展至高峰，少数是急性或亚急性发作，任何年龄均可患病，中年以上较多见，女性患者略多于男性。部分患者病前可患恶性肿瘤，少部分患者可合并红斑狼疮、硬皮病、类风湿性关节炎、干燥综合征等其他自身免疫性疾病。由于受累范围不同，伴发病差异较大，因而本病临床表现多样。通常本病在数周至数月内达高峰，全身肌肉无力，严重者呼吸肌无力，危及生命。因此，早发现、早诊断、早治疗显得尤为重要。

　　肌炎患者提高自身抵抗力，会大大减少并发症的发生。日常生活中注意饮食、生活作息规律等对每一位患者都非常重要。由于环境中病原体的入侵是诱发加重疾病的重要原因，故而需要避免各种刺激，预防感染，需保持积极乐观向上的生活态度，保证足够的睡眠，避免过于劳累或精神紧张；饮食需注意多食高蛋白、高热量食物；如出现吞咽和呼吸肌受累，需及时医院就诊，避免危及生命的情况出现，同时需抬高头位，多翻身，进食时取坐位，不能坐者则取侧卧位，防止误吸，细嚼慢咽，少量多次，食物不能太稀或太稠；由于皮肌炎患者容易出现光过敏情况，光照后皮损加重，因此应尽可能避免日光长时间照射，外出时戴帽子、手套或使用防晒霜等；在疾病急性期，出现肌肉无力、肌肉疼痛时，需卧床休息，积极药物治疗，使肌肉得到充分的休息，而在慢性期症状不明显时，可进行适当的肢体功能锻炼，同时辅助康复理疗，促进病情恢复；尽量避免使用过多化妆品，避免与农药、化学制品接触，以免诱发或加重病情；同时每一位患者均需要定期到医院复查，调整药物、监测药物不良反应等。

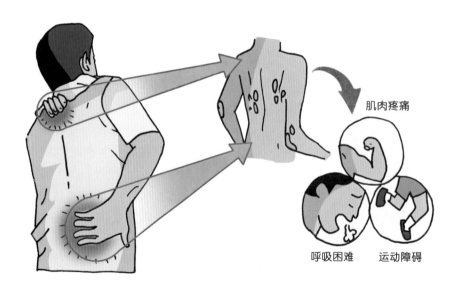

肌肉疼痛

呼吸困难　　运动障碍

89 现代社会的"肌营养不良"

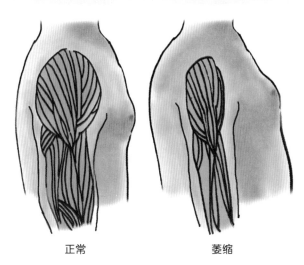

正常　　　　　　　萎缩

　　肌营养不良是以四肢骨骼肌进行性无力、逐渐萎缩为主要临床表现的一组疾病，因基因缺陷而发生，有多种不同的遗传方式，常常合并中枢神经系统、心脏、呼吸系统及胃肠道功能障碍。根据起病时间、累及范围、进展速度、严重程度的差异分为不同的类型，异质性较大，预后差异大。目前已经发现的致病基因达数十种。

　　该类疾病中最常见的类型为进行性假肥大性肌营养不良，即迪谢内肌营养不良（Duchenne muscular dystrophy，DMD），占所有肌营养不良患者病例的一半左右，该类型患者多在儿童期发病，主要表现为运动发育迟缓，肌肉进行性无力、萎缩，从而影响患儿的肢体运动功能，逐渐出现步态异常、肢体活动受限，病情逐渐进展，出现小腿肌肉异常肥大、上肢肌肉及舌肌异常肥大，但肌肉力量差，出现腰椎前凸表现，患儿常在10岁左右出现丧失行走能力，此后可出现脊柱侧弯、关节挛缩、呼吸肌无力、扩张型心肌病等，多因呼吸衰竭、心功能衰竭死亡。另一种常见的肌营养不良类型为贝克肌营养不良（Becker muscular dystrophy，BMD），为该类疾病的相对良性表型，也可出现肌肉假性肥大表现，出现肢体无力，或合并扩张型心肌病等，但病情相对较轻，可青年甚至成年起病，部分患者不影响生存期。

　　肌营养不良患者因肌细胞损害，各类肌酶可释放入血，因此可通过血清学检测发现肌酶异常，可达正常肌酶上限的20倍以上。肌电图检查可通过针电极肌电图及神经电图检查，鉴别肌源性及神经源性损害，也可评估患者肌肉的损伤程度，尤其在病情尚不明显时即可发现肌电图异常。肌肉磁共振检查可发现肌肉是否存在炎性水肿或脂肪异常等。肌肉活检可发现异常蛋白的表达或缺失，从而辅助疾病的诊断及鉴别。而基因检测对该类疾病的诊断具有重要价值。

　　该类疾病目前尚无有效的治疗方法，虽不能治愈，但通过一些药物治疗，结合康复锻炼、饮食调节等可改善部分患者的临床症状，延缓疾病的进展，提高生活质量，延长生存期。对于确诊的迪谢内肌营养不良患儿，建议在早期进行激素治疗、康复锻炼，可延缓关节挛缩、姿势步态异常的发生。如出现脊柱侧弯、关节挛缩的表现，可进行外科干预，改善症状；如出现扩张型心肌病、骨质疏松等症状，可在心内科、内分泌科等多学科配合下联合诊治，给予相应的治疗。随着基因编辑、干细胞治疗等方案的研究不断进展，相信在不远的未来会有更多更有效的治疗手段。由于肌肉、脂肪的异常分布，超重、肥胖、低体重等均会加重该疾病患者的临床症状，食用含高纤维复合碳水化合物，如无淀粉蔬菜、豆类、全麦面包和谷物、水果、坚果，同时控制总量，控制高热量食物的摄入等饮食管理可延缓疾病进展。而贝克肌营养不良患者病情较轻，一般无须过早的药物干预，可在康复师的指导下进行适当的康复锻炼治疗。

　　该类疾病患者的预后取决于疾病的类型，在某些情况下，患有肌营养不良的患者肌肉力量逐渐减弱，后期会影响心脏、呼吸肌的力量，因心脏问题或呼吸肌无力的并发症而影响寿命。而部分患者临床症状较轻，经过合理的治疗、日常生活饮食调整及康复锻炼，基本不影响日常生活。

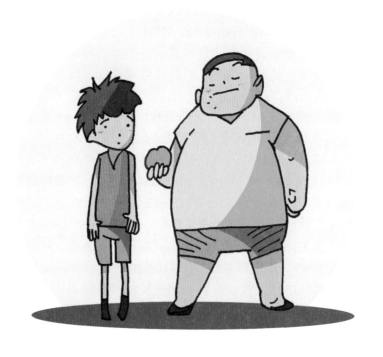

90 机体"能量工厂"——线粒体功能障碍的后果

人体由一个个细胞组成，在细胞分化、生存及代谢的所有过程中均需要大量的能量来源，线粒体作为一种特殊的细胞器，可产生大量的能量，被称为机体的能量工厂，维持机体的生存与代谢，使得复杂的生物体得以形成。我们体内有多达 25 万亿个线粒体，几乎体内每个细胞都有线粒体，每个线粒体在不同的细胞中发挥各自的作用。

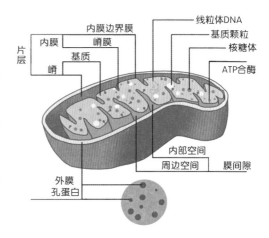

线粒体是人体的能量工厂，当线粒体功能异常时，细胞没有足够的能量来源，各种离子的交换及运输便出现问题，体内的分子就会出现在错误的位置，会产生连锁的反应，使细胞损伤、裂解、死亡，导致疾病的产生。线粒体存在于机体几乎所有的细胞中，因此可出现多系统受累，会以各种不同的症状出现，个体之间的差异很大，而能量需求越大的器官越容易受累，比如中枢神经系统、骨骼肌等。而线粒体相关疾病实际上是一大类或一组疾病。

有研究表明，大约每 200 名新生儿中就有一名遗传潜在的线粒体相关疾病，这些疾病将在成年后显现症状，发病率是 0.02%。而在人类生长发育过程中受到各种各样因素的影响，线粒体会在不同阶段出现问题，因此线粒体功能异常患者分布于各年龄阶段。线粒体疾病的发生方式可以为遗传性、偶发性或后天获得性。遗传性的线粒体疾病即患者在出生时因基因缺陷导致的，死亡率较高。

根据线粒体损伤部位不同，可分为线粒体肌病、线粒体脑病及线粒体脑肌病。存在线粒体问题的患者会有哪些症状呢？他们会常常出现无法解释的疲劳感、疲劳不耐受，或无缘无故的情绪低落、情绪不稳等，甚至找不到原因的麻木、疼痛等感觉异常。糟糕的是，由于缺乏直接有效的检测手段，很多患者未被早期发现、早期诊断，在就诊的过程中常常被当作焦虑、抑郁等情绪问题。了解疾病潜在的原因成为医生工作的重中之重，目前已有大批研究者在研究线粒体在人类的健康及疾病方面发挥的作用，从而进行相关的干预，来治疗疾病。

生化检测可间接反映线粒体功能的情况，比如活动前后血乳酸、丙酮酸水平的差异，肌酶的检测，线粒体呼吸链复合酶活性的检测等，也可通过基因检测或蛋白功能测定等方法来反应线粒体的功能，或者通过肌肉活检来发现肌肉中异常线粒体堆积或糖、脂肪的异常堆积等，磁共振检查可发现该类患者白质病变、基底节区钙化、脑萎缩或脑室扩大等，肌电图检查可鉴别肌源性损害或神经源性损害，从而来间接反映线粒体损伤。

当发现线粒体存在问题时，目前仍没有有效的治疗方法可改善线粒体功能，但一些药物可能改善该类疾病患者的部分临床症状，比如辅酶Q10、艾地苯醌、叶酸、维生素等，同时要避免使用影响线粒体功能的一些药物，比如β受体阻滞剂、丙戊酸盐、双胍类药物等。对于部分症状外科干预会带来一定的临床疗效，比如眼外肌瘫痪、听力受损等。而日常生活中多方面的注意可能会预防线粒体损伤，或对线粒体功能的修复有效。保证充足的睡眠为前提，充足的睡眠方可保证线粒体愈合和自我清理，重新获得能量储备。同时进行适当的体育锻炼，有氧运动和适度的力量训练可帮助机体建立良好的线粒体储备。多食水果、蔬菜等有机食物，远离过多的糖，油炸食品，过多的脂肪，烟，酒精及化学制剂等。患有线粒体疾病的患者，可进行遗传咨询及产前诊断，防止患儿的出生。

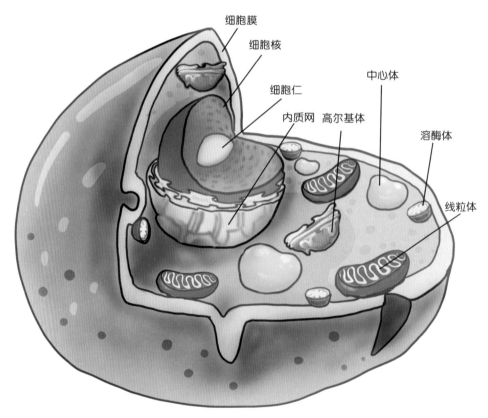

91 "钾"导致的"假"瘫痪？

周期性麻痹也称为周期性瘫痪，是指一组以反复发作性的骨骼肌弛缓性瘫痪为主要表现的疾病，发作时大多伴有血清钾离子浓度水平的异常改变，根据血清钾浓度的变化分为低钾性、正常血钾性和高钾性三种。临床上以低钾性周期性麻痹占绝大多数，正常血钾性和高钾性周期性麻痹少见。

常见症状为肌无力和发作性软瘫，后者发作前可先有肌无力，虽然发作与血浆钾离子绝对水平有关，但与细胞内外钾离子梯度的关系更为密切，在血浆钾离子升高时也可发生瘫痪。发作以晚间及劳累后较多，受累肌肉以四肢最常见，头颈部肌肉一般不受累，但可累及呼吸肌而出现呼吸困难，发作前可有四肢麻木感，继而乏力，最后自主活动完全消失。一般近端肌肉较远端肌肉症状稍轻，患者不能站立、行走，坐着或蹲着不能站起，较轻者可靠手扶支撑物勉强站起，不能自主翻身，也可发生痛性痉挛或手足抽搐。中枢神经系统大多正常，神志清醒，可有表情淡漠、抑郁、嗜睡、记忆力和定向力减退或丧失等精神方面的症状，脑神经罕见受累，神经浅反射减弱或完全消失，但深腱反射、腹壁反射较少受影响。

（1）低血钾性周期性麻痹　任何年龄均可发病，儿童早期至 40 岁发病居多，可早至 4 岁，晚至 60 岁。男性多于女性，随年龄增长而发病次数减少。饱餐（尤其是碳水化合物进食过多）、酗酒、剧烈运动、过劳、寒冷、情绪紧张或小睡后等均可诱发。

典型发作多在夜间或清晨醒来时发病，数小时达到高峰，表现为四肢及躯干弛缓性瘫痪，四肢肌受累早且重。程度可轻可重，肌无力常由双下肢开始，后延及双上肢，两侧对称，近端较重；肌张力减低，腱反射减弱或消失。患者神志清醒，构音正常，头面部肌肉很少受累，尿便功能正常。严重病例可累及膈肌、呼吸肌、心肌等，甚至可造成死亡。发作一般持续 6～24 小时，或 1～2 天，个别病例可持续数日。早期受累的肌肉往往先恢复。发作间期一切正常；发作频率不等，可数周或数月 1 次，个别病例发作频繁，甚至每天均有发作，也有数年发作 1 次或终生仅发作 1 次者。随年龄增长发病频率逐渐减低，直至停发。若并发于肾上腺肿瘤和甲状腺功能亢进者，则发作常较频繁。发作后可有持续数天的受累肌肉疼痛及强直，还可伴有多尿、大汗。频繁发作者可有下肢近端持久性肌无力和局限性肌萎缩。

非典型病例可表现为单肢或某些肌群肌无力，双臂瘫痪不能举臂，习惯性动作时短暂无力，日常短暂发作与暴露于寒冷有关。有些患者早年有畸形足，中年时发展为慢性进行性近端肌病，伴有肌纤维空泡、变性及肌病性动作电位。

（2）**高血钾性周期性麻痹**　较少见，主要见于北欧国家，多为常染色体显性遗传，婴幼儿期至童年期（10岁前）起病，常因饥饿、寒冷、感染、妊娠、剧烈运动或服钾盐诱发，白天发病。发作期钾离子自肌肉进入血浆，因而血钾升高，可达5～6毫摩尔/升。无力症状也以下肢近端较重，部分患者发作时可伴有强直体征，如累及颜面和手部，出现面部"强直"，眼半合，手肌僵硬，手指屈曲和外展。发作持续时间较短，不足1小时，每次发作后轻微无力可持续1～2日，发作频率1日多次或1年1次。进食、一般活动、静脉注射钙剂、胰岛素或肾上腺素均可终止发作。某些反复发作的患者可遗留肢体近端肌永久性无力和失用，事先给予能增加钾排泄的乙酰唑胺及氢氯噻嗪等利尿剂可预防发作。

（3）**正常血钾性周期性麻痹**　又称钠反应性正常血钾性周期性麻痹，很少见，为常染色体显性遗传，与高血钾性周期性麻痹有相同的基因突变。在10岁以前发病，诱因与低钾性周期性麻痹相似。发作前常有极度嗜盐、烦渴等表现。主要症状是发作性肌无力，严重者发音不清和呼吸困难。其症状表现类似低血钾性周期性麻痹，但持续时间大都在10天以上；又类似高血钾性周期性麻痹，给予钾盐可诱发。但与二者不同之处为发作期间血钾浓度正常，发作时应用大量生理盐水静脉滴注可使瘫痪恢复，若减少食盐量可导致临床发作。

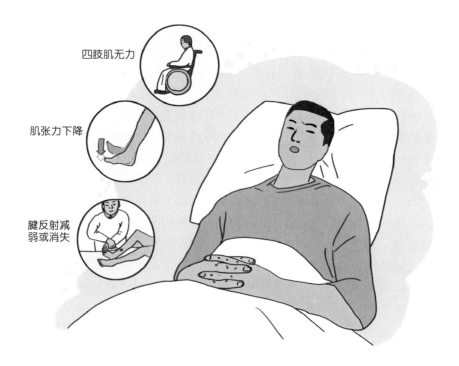

四肢肌无力

肌张力下降

腱反射减弱或消失

92 "脂质""糖原"沉积所引起的疾病

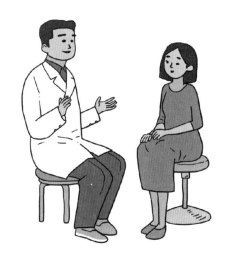

脂质贮积病是指脂肪代谢途径中的酶或辅基缺陷，导致以肌纤维内脂肪异常沉积为主要病理表现的一组肌病，任何年龄均可发病，其中 10~40 岁为高发年龄段，男性与女性发病比例相当，寒冷、感染、妊娠等机体异常的状态可诱发该病的发生。该类患者多起病隐袭，病程为慢性或亚急性。

临床主要表现为进行性肌肉无力，肌无力可自发缓解，多数患者四肢肌肉和躯干肌肉受累，表现为蹲起费力、上楼梯困难，部分患者颈肌受累，可出现抬头困难，严重时可出现"垂头"表现，需进食较软的食物，部分患者有不同程度的吞咽困难。另一主要临床表现为运动不耐受，表现为患者在行走数百米后出现明显的肌肉疲劳及肌肉酸痛的表现，休息后可缓解，部分患者出现进食期间需要多次停顿休息，类似重症肌无力的病态疲劳现象，但无明显晨轻暮重表现。轻症患者肌肉萎缩多不明显，而重症患者可出现肢体肌肉和躯干肌肉萎缩，椎旁肌尤为显著。少部分患者会有肌肉疼痛或压痛、发作性呕吐或腹泻、不耐受高脂肪和高蛋白饮食，也可出现轻至中度脂肪肝、中枢神经系统受累的表现。

肌电图检查可发现肌源性损害表现，血清肌酶正常或轻至中度升高，肌酶的升高可随临床症状呈波动性；发作期尿有机酸分析可显示多种有机酸浓度升高；肌肉病理检查可发现肌纤维内大量脂肪沉积，肌纤维破碎、坏死、再生等罕见表现；基因检测可发现异常基因突变。

该疾病多数患者服用核黄素可改善症状，感染、劳累等应激状态可诱发疾病复发，长期服用小剂量核黄素可避免上述症状复发。

糖原贮积病是因糖原代谢异常而导致的一组疾病，肝脏和肌肉最常受累，为遗传代谢性疾病，根据酶缺陷的不同分为不同的亚型，根据发病年龄不同，可分为婴儿型和晚发型。

婴儿型表现为在出生半年内发病，可出现喂养困难、呼吸困难、肌张力低、肢体活动少、运动发育迟缓，甚至出现心脏、肝脏受累，表现为心力衰竭、心律失常、肝功能异常等，可因呼吸、循环衰竭而死亡。少数患者病情进展缓慢，可存活至 10 岁左右。晚发型患者可在 10～60 岁发病，青年期发病者多见，多起病隐袭，发病早期常出现乏力或易疲劳症状，常常因为症状不典型而被忽视，早期症状逐渐加重，可出现四肢肌肉、躯干肌肉无力，运动能力下降，少数可出现肌肉痉挛或肌肉疼痛、压痛等表现，少数患者可出现咽喉肌无力、眼睑下垂、眼球活动障碍等，部分患者可累及心脏及呼吸，而出现活动时心慌、气短、憋气等表现，还有少数患者存在脑血管异常、脑出血或脑梗死等症状。

实验室检查同样可发现肌酶的升高，肌电图异常，肌肉活检可发现肌纤维呈颗粒空泡样改变，电镜检查可发现细纤维内异常的糖原颗粒增多。彩超、心电图、血气分析、肺功能检查、睡眠呼吸功能检测、影像学等检查可发现低通气、低氧血症、心肌异常、肝脾肿大等少见的临床表现。从而综合分析评价患者的症状，指导相应的诊断及治疗，评估患者的预后。

上述两种疾病均因异常物质在肌纤维中的堆积，导致肌肉力量减弱、肌纤维萎缩，而出现不同的临床表现。通过饮食习惯的调整、康复锻炼等方式可减缓疾病的进展，减少内脏器官负担。如出现吞咽困难时，可通过吞咽评估、鼻饲喂养等方式缓解患者症状；如出现心脏受累、呼吸困难，可通过呼吸科、心内科医生多学科会诊，通过呼吸机支持、药物支持等，提高患者的生活质量。

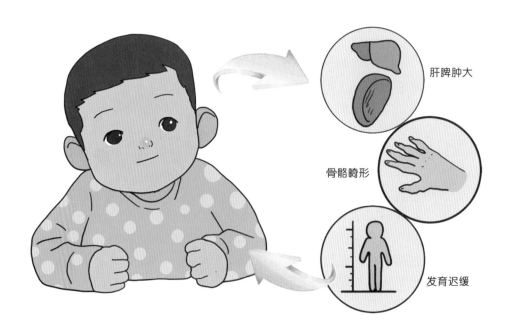

脱髓鞘疾病

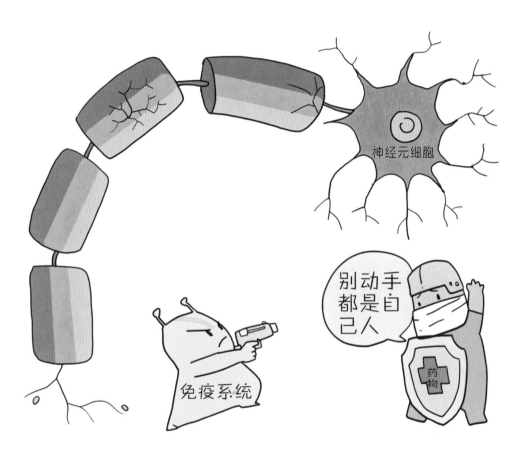

93 多发性硬化的多发是指什么？

多发性硬化（multiple sclerosis，MS）是一种在神经系统散在分布，同时多数患者在疾病过程中存在复发及缓解阶段，即存在时间及空间上的多发性的病变，故而得名"多发性"硬化。

作为一种全世界范围内发病的疾病，多发性硬化具有悠久历史，最早文献记录的多发性硬化可追溯至 1790 年，且该病在世界范围内有大量的发患者群，尤其见于高纬度欧美地区及高加索地区人群。随着对疾病认识，多发性硬化的诊断标准经历了多轮演变，目前最新的诊断依据为 2017 年版本的 McDonald 标准。

在该诊断标准中，对疾病的发展过程及病灶数量进行了重点关注。当累及两个部位的两个及以上病灶且有两次以上发作的患者，基本就可以诊断为多发性硬化，当不能满足时往往需要其他一些特殊检查（如脑脊液寡克隆区带等）进行进一步鉴别诊断。

依据多发性硬化的疾病表现，目前国际专家组将多发性硬化分为 4 种。①复发缓解型：属于最常见类型，即早期复发，急性加重，伴完全或不完全缓解。②原发进展型：发病后病情逐渐进展恶化，无复发，多预后不良。③继发进展型：多数复发缓解型后期发展为该型，病情逐渐进展无缓解。④进展复发型：发病时病情持续进展，伴复发及不完全缓解。由此可见，多数多发性硬化往往伴随着至少一次发作，部分可能会有多次发作，部分可完全缓解，但其余多会遗留神经系统损伤症状。故而在多发性硬化诊断中，常常会要求在不同时间内的多发性。对于仅仅发生一次的脱髓鞘病变，医疗届对该种类型疾病的诊疗存在争议。

随着诊疗技术发展，神经系统诊疗技术，特别是磁共振检查对多发性硬化疾病的诊断起了重要作用，在头颅磁共振检查中，McDonald 标准将神经系统影像学划分为脑室旁、皮层或近皮层、幕下及脊髓部位，同时诊断标准中对病灶分布提出了相关要求，只有累及两个及以上部位的不同病灶才可理解为空间多发。同时间多发一样，空间多发对多发性硬化的诊断具有重要意义，当不能满足空间多发时，往往需要其他辅助检查来协助诊断。

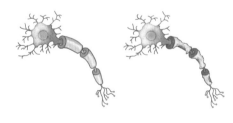

故而，在指南中及临床诊疗过程中，多发性硬化的时间多发及空间多发特征在该疾病的诊疗过程中越来越重要。

94 多发性硬化为什么容易复发？

在之前的小节中，我们提到，多发性硬化中一个多发即为时间多发，即多次反复发作，并且研究者们依据发作类型将多发性硬化分为4种：原发进展型，继发进展型，复发缓解型和进展复发型。关于该病时间的多发性原因，还要从疾病发病原因找起。

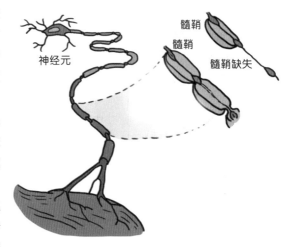

目前国际公认的多发性硬化易感原因包括以下方面。①遗传机制：在既往的流行病学调查中，发现多发性硬化疾病是一种多基因遗传病，但具体机制尚未完全明确。目前普遍认为，人类白细胞抗原（HLA）-DRB和DQB1与多发性硬化的发病及发展存在确切联系，目前还有其他许多基因被发现及证实在该病的发病过程中起着或多或少的作用。②病毒感染：许多多发性硬化的发病与病毒感染有关，但是关于其机制，目前尚未完全定论，结合实验等方面的观察，现存在分子模拟假说；病毒直接损伤学说；病毒感染后免疫调控网络失调学说。③自身免疫机制：在既往病例的活检及尸检中，发现在多发性硬化患者的病灶可见T淋巴细胞、B淋巴细胞及巨噬细胞聚集，同时对多发性硬化患者的脑脊液电泳检查中可发现多种免疫异常的指标。并且在这些人群中，磁共振增强检查可见增强病灶。提示炎症反应在病变中起到重要作用。目前认为，T淋巴细胞在多发性硬化的发病中起到重要作用，同时B淋巴细胞及体液免疫在最近研究中也被证实存在重要作用，且B淋巴细胞有促进T淋巴细胞增殖作用。

从上可以看出，在多发性硬化的发病及发展过程中，多方面因素分别或者共同参与其中。而这些因素中不少往往是不可避免的。例如，部分遗传异常导致了疾病的易感性，从而使这类人群较正常人更容易发生多发性硬化，而病毒感染常常作为诱发因素，导致疾病的发生及发展，而在整个过程中，免疫系统的参与又起了重要作用。在整个疾病的发生及发展过程中，多种因素互相参与，共同作用，如遗传及病毒感染是难以改变或难以预防的，从而引起多发性硬化的反复发作。

95 多发性硬化的免疫治疗

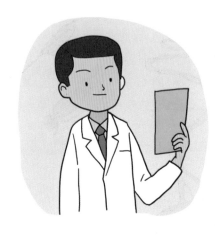

在之前小节中，我们提到，遗传易感性、免疫系统异常及病毒感染在多发性硬化的发病及疾病进展中具有重要作用。在上述几个方面中，遗传易感性在目前医疗技术水平尚不能加以更改，而病毒感染在人一生中往往是不可避免的，就例如上呼吸道感染、腹泻等。所以，在诊断多发性硬化的治疗中，对免疫系统的调节治疗就被提到一个重要的位置。

免疫治疗作为多发性硬化的一个重要治疗手段，在不同时间段往往选择不同的免疫制剂。而如何选择又是一个重要问题。经过大量的机制研究、实验室及临床研究，目前国际公认的免疫治疗方案被分为急性期及缓解期的治疗。

（1）急性发作期治疗

1）糖皮质激素：作为急性发作期治疗首选药物，对于复发缓解型多发性硬化具有加快功能恢复作用，但不能减少复发及改善长期功能残疾。目前推荐的糖皮质激素应用剂量为500毫克~1克甲泼尼龙针冲击治疗，连续3~5天后，视情况改为口服或逐渐减量。一般推荐总疗程不超过3周。当在激素减量过程中再次出现症状加重或磁共振检查出现新发病灶的话，可再次给予冲击治疗。目前认为，一年内重复4~5次冲击治疗是安全的。激素常见的不良反应包括：①引起水电解质、葡萄糖、蛋白质及脂肪代谢紊乱，表现为向心性肥胖（库欣综合征，即脂肪再分布引起面部及躯干部肥胖），出现满月脸、水牛背、痤疮、多毛，高血钠、低血钾、高血压、水肿，高血脂、高血糖或使糖尿病加重。②导致肾上腺皮质功能减退，甚至萎缩，闭经。③骨质疏松、股骨头坏死和精神症状等。④减弱机体抵抗力，从而可能引起一些真菌或特殊类型的感染。⑤阻碍组织修复，延缓创口等组织愈合。⑥可能抑制儿童生长发育。在妊娠及哺乳期，糖皮质激素对胎儿及新生儿具有影响，需尽量评估风险及获益后再应用。

2）血浆置换：治疗效果不确切，仅仅应用于急性重症或对糖皮质激素反应不敏感的人群，推荐50毫升/千克，每周1~2次。常见低血压、充血性心衰、心律失常、电解质异常、感染等并发症。

3）免疫球蛋白：效果不肯定，主要用于妊娠及产后不能应用糖皮质激素患者。推荐每公斤体重每天0.4克，连用5天，如无效不推荐反复使用。

（2）**缓解期治疗**　主要目的为减少复发及磁共振下病灶数目，对于诊断复发缓解型多发性硬化的患者均可启动缓解期治疗

1）β干扰素：作为应用最早及治疗经验最多的方案，目前机制尚不完全明确。治疗应遵循早期、贯续及长期应用。目前主要药物包括倍泰龙（β干扰素-1b）及利比（β干扰素-1a）。主要不良反应包括注射局部的反应、流感样症状及肝功能异常。

2）醋酸格拉默：作用机制为抑制抗原呈递给T淋巴细胞。常用剂量每次20毫克，一天一次。主要不良反应包括注射局部反应、一过性过敏反应。

3）芬戈莫德：作用机制为抑制活化的T细胞从淋巴结进入外周血液循环系统。常见不良反应包括头痛、感冒、腹泻、背痛及肝酶升高，少见反应为心房传导阻滞、肺功能异常及肿瘤等。建议首次应用需在医院内应用。

4）特立氟胺：作用机制为抑制T淋巴细胞与抗原呈递细胞间相互作用。该药品具有肝毒性。

5）那他珠单抗：作为二线药物，用于一线药物效果差的患者。不良反应包括头痛、关节痛、疲乏、尿路感染等。

6）米托蒽醌：具有心脏毒性，且疗效有限，仅仅作为上述治疗无效的病例。且既往有该药引起急性白血病的风险的相关报道。

多发性硬化的治疗药物基本列举如上，具体治疗需视情况而定，并在专业医师指导下进行，同时注意观察相关不良反应。

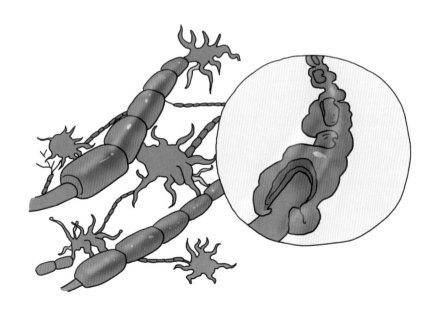

96 多发性硬化脑脊液检查的注意事项是什么?

尽管影像学检查的进步为多发性硬化的诊疗提供了越来越多的方式,但脑脊液检查在该病的检查及诊断中仍具有重要意义。

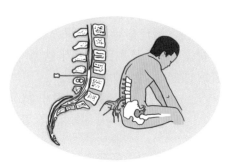

在对脑脊液进行化验过程中,应对脑脊液各个方面都加以观察。

(1)**脑脊液的压力及性状** 在多发性硬化的患者中,除了在疾病的急性期,脑脊液压力均在正常范围内,且外观为无色透明。该类情况可与颅内感染、蛛网膜下腔出血等病变加以鉴别。

(2)**脑脊液细胞计数及分类** 该项检查要求脑脊液标本新鲜,应在腰穿后2小时内完成检查,长时间放置可能出现细胞崩解导致检查结果出现误差。在对既往的脑脊液化验中,多发性硬化的患者脑脊液检查细胞数量多正常或轻度升高,但一般小于 15×10^6/L。在部分病例中,尤其在急性期及恶化阶段,脑脊液的单个核细胞可明显增高,但通常不超过 50×10^6/L。当超过该值时,就需要考虑别的疾病,例如视神经脊髓炎。脑脊液细胞增多是衡量疾病活动的唯一指标。

(3)**蛋白水平** 大多数患者蛋白水平正常,部分可轻度升高,但通常小于1.0克/升,故当脑脊液蛋白检查结果大于1.0克/升需考虑并排除其他疾病。蛋白增高常常提示血脑屏障破坏,多见于疾病的复发期。

(4)**糖、氯化物及乳酸水平** 多发性硬化患者的脑脊液葡萄糖不低于血清水平的0.4倍,氯化物及乳酸水平正常。如葡萄糖过低则应排除其他类型疾病,如感染、转移瘤等。

(5)**脑脊液电泳** 在该检查中,IgG指数和寡克隆区带有重要意义。

1)IgG合成指数:即为脑脊液与血液的IgG差值与两者白蛋白差值的商,其结果大于0.7提示中枢神经系统存在IgG的合成,进而反映在中枢神经系统中存在异常免疫激活。

2)寡克隆区带(OB):检测寡克隆区带为诊断多发性硬化的重要脑脊液检查,约95%的多发性硬化患者可见寡克隆区带阳性。

并且需注意,寡克隆区带阳性也可见于Lyme病、神经性梅毒等,而非多发性硬化所特有的。

97 同心圆性硬化的特征是什么？

同心圆性硬化作为一种罕见的脑白质脱髓鞘疾病，因其病灶内白质脱髓鞘及髓鞘保留层交替出现，形似同心圆，故而得名。最早为 Balo 于 1928 年报道，故而又被称为 Balo's 同心圆硬化。

该病通常被认为是多发性硬化的特殊变型，患者可有多发性硬化复发缓解型的临床表现。其磁共振检查中可见不同信号强度的病灶呈树轮状排列，在死亡病例尸检病理检查中，可见病灶呈灰白相间的多层同心圆排列。

该病在各种族人群中均可能发病，男女比例差异目前无统一定论，国外报道女性较男性多，国内报道则反之。发病年龄多在 20～50 岁之间。该病发病常常为亚急性起病，即起病时间可在数周至数月间，多数为单相病程，但部分可进展为临床典型的多发性硬化。部分患者可能以精神行为异常为首发症状就诊。可表现为淡漠、沉默少言、发呆、睡眠增多等，部分可有言语错乱、无故大笑等，以后可能出现神经功能缺损症状，如头痛、偏瘫、失语、眼外肌麻痹等，部分患者可有癫痫发作。且在临床中常常出现临床体征少于颅内病灶的情况。

诊断需结合影像学检查（头颅 CT 或磁共振检查）及腰椎穿刺检查。在其国际诊断标准中，对于磁共振中表现出的典型病变常常被作为重要的诊断依据。目前同心圆硬化诊断必备条件是：①急性起病的大脑严重功能损害病变；②病程的急性期磁共振检查可见脑白质煎蛋样改变，同时可有青年期（20～40 岁）起病、脑脊液压力增高、CT 及磁共振可见大脑白质局限性病灶的参考标准。

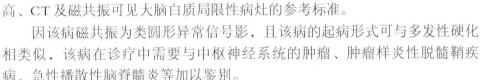

因该病磁共振为类圆形异常信号影，且该病的起病形式可与多发性硬化相类似，该病在诊疗中需要与中枢神经系统的肿瘤、肿瘤样炎性脱髓鞘疾病、急性播散性脑脊髓炎等加以鉴别。

治疗上首选大剂量糖皮质激素冲击，剂量因人而异，成人通常应用甲泼尼松龙 1 克/天，应用 3～5 天后改为口服制剂治疗，儿童每公斤体重每天20 毫克，后改为口服制剂 60 毫克/天，根据病情逐渐减量至停药。对于糖皮质激素应用无效患者，可应用血浆置换治疗。

以往认为，同心圆性硬化的死亡率高，预后差。现在随着磁共振技术普及及对该病的认知增加，该病的治疗效果较前明显改善。虽有死亡病例，但亦有许多患者预后良好，部分可成自限性病程。

98 视神经脊髓炎的危害

　　顾名思义，视神经脊髓炎就是累及"视神经和脊髓"的"炎症"。其真正意义是一类相继或同时累及视神经及脊髓的急性或亚急性中枢神经系统脱髓鞘疾病。作为另一种炎性脱髓鞘病变，视神经脊髓炎长期被认为是特殊类型的多发性硬化，直到水通道蛋白-4（AQP-4）的抗体被发现，人们才将其视为一种新的疾病。随着对该疾病的认知加深，视神经脊髓炎及视神经脊髓炎谱系疾病的诊断经历了多代的更迭。

　　该病在亚欧地区流行，以非白种人尤其是亚欧人群发病率高，我国尚无大规模流行病学相关调查研究，香港地区小规模的流行病学调查中，约36%的中枢系统脱髓鞘疾病患者为视神经脊髓炎。该病多中年起病，但儿童及老年人也可发病。男女比例中以女性多发，少数患者可有家族聚集现象。

　　因水通道蛋白-4的分布存在且不局限于视神经及脊髓，亦可见于神经系统其他部位（如丘脑、海马及最后区等部位），故该病病灶不仅仅局限于视神经及脊髓部位。因而临床症状常常不局限于视神经及脊髓病变的表现。

　　该病的病理检查结果中可见脑组织白质病变同时出现局部坏死及空洞形成，急性轴突损伤，且因该病会导致细胞水肿，最终引起细胞崩解、坏死，故而在疾病的治疗中往往很少出现症状完全缓解的情况。常常或多或少遗留视神经、脊髓或其他神经系统的功能缺损。在临床观察中该病又有较高的复发率，且每次发作往往会遗留神经功能缺损症状，故多次发病后，往往会遗留下残疾，包括瘫痪或失明等。

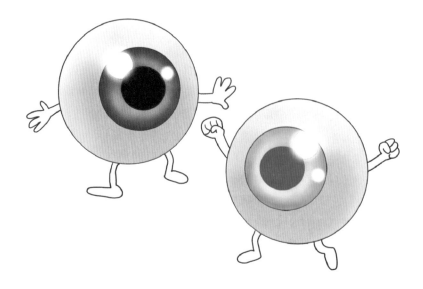

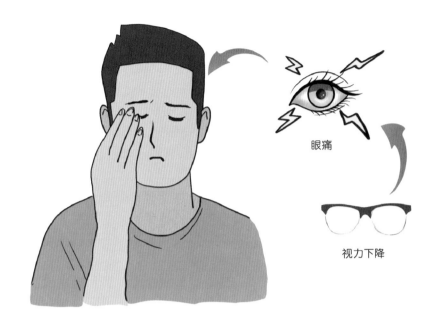

眼痛

视力下降

　　上边提到，视神经脊髓炎发病急、症状重，且发病时累及多个神经部位，每次发病后神经系统缺损症状不能完全缓解，往往多次发病后会出现失明或截瘫等神经功能障碍，严重影响患者的生活质量，且该病的发患者群往往集中于中年，而该年龄段人群为家庭的重要生活经济来源及社会财富的主要创造者，该疾病的较差预后及较高复发率往往会对家庭及社会造成巨大的经济及人员负担，且长时间瘫痪卧床后，有可能出现例如压疮、肺炎、静脉血栓等并发症，严重影响患者的生活质量及生存期限。

　　对于该病的治疗，急性期需应用大剂量的激素冲击，但其可能出现一系列并发症，并且当激素效果不佳时，需应用人免疫球蛋白、血浆置换或利妥昔单抗，而这些方案除了相关不良反应以外，又存在价格昂贵的缺点，而缓解期为减少复发，又需要长时间应用小剂量激素、免疫抑制剂等，而这些治疗又往往伴随一些不良反应，如增加机会致病菌（如结核分枝杆菌、真菌、多重耐药菌等）的感染，对病患的生存构成重要威胁。

　　故而视神经脊髓炎因其易复发及高致残性，对家庭及社会造成重要负担，需引起全社会的重视。

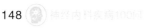

99 急性播散性脑脊髓炎是什么病？

早在1860年左右，人们发现部分接种天花疫苗的人出现严重的脑脊髓炎症，且其中部分人最终死亡。后人们发现接种狂犬疫苗及感染一些特殊病毒的人也会出现类似症状。因该病为常常累及脑和脊髓的急性炎症，故此得名。

该病依据发病诱因，被分为3种，即疫苗诱发的脑脊髓炎（常见于接种了狂犬病疫苗、乙肝疫苗、卡介苗疫苗、百白破疫苗、乙脑疫苗、伤寒疫苗、流感疫苗、脊髓灰质炎疫苗、麻疹疫苗等后）、感染诱发的脑脊髓炎（病原体以流感、麻疹、水痘、风疹、流行性腮腺炎等病毒多见，亦有报道链球菌、军团杆菌、支原体、衣原体等病原体感染也可引起）及不明原因的脑脊髓炎（即发病前无明确的诱因）。同时发现服用部分药物或食物（如磺胺甲恶唑、左旋咪唑、蚕蛹等）也可能诱发。

该病常常发生于儿童及青年人，因缺乏明确的国际通用诊断标准，故而无全球范围内临床流行病学调查结论，国外部分研究发现男性发病率为女性的 2.3 倍。典型的病例为发病前有明确的感染或疫苗接种史，潜伏期为 4~30 天，平均为 7~14 天，常急性起病，短时达峰，多散发，无季节性。临床上常常以多病灶的神经系统损害为主要特征，尤其以精神行为异常及意识障碍为突出表现。依据临床症状及病损累及部位，疾病可分为脑炎型（主要表现为头痛、发热、精神行为异常、意识模糊等为主要病变，部分可迅速出现昏睡、昏迷、偏瘫等症状）、脊髓炎型（表现为部分或完全性截瘫、四肢瘫，尿便障碍等）和脑脊髓炎型（兼具上述两种）三种类型。

相关病例的影像学检查中，常常可见在头颅 CT 上出现白质内弥散的大片状或斑片状低密度区，磁共振可见在 T_2WI 序列显示多灶性、非对称性高信号病变。并且不少病例影像学检查病变可累及皮层灰质。病灶可强化，但近半数病灶不强化。脑脊液检查中，压力正常或轻度升高，白细胞中以单个核细胞增多为主，但通常小于10^7/升，蛋白轻度升高，常小于 1 克/升。但在急性出血性坏死性脑脊髓炎患者，蛋白含量可明显增加，多大于 2 克/升，有的高达 10 克/升。脑电图检查可见广泛中度以上异常。

临床诊断有以下要点：儿童及青少年起病，发病前常有感染或疫苗接种病史，常常出现脑脊髓多灶性病变特点，脑脊液压力正常或增高，白细胞增高以单个核细胞为主，蛋白轻度升高，CT 或磁共振影像学检查可见颅内多发病变，脑电图可见广泛中度以上异常。

治疗主要以大剂量糖皮质激素冲击治疗、丙球冲击治疗及血浆置换治疗为主。

100 脑桥中央髓鞘溶解症的特征是什么？

1950年，国外的三名医师 Adams，Victor 和 Mancall 描述了一例酒精戒断病人出现迅速进展的迟缓型四肢瘫痪等其他类似基底动脉闭塞的病人，且于发病后数周后死亡，尸检可见占据脑桥大部分的对称性炎性脱髓鞘病灶。后又陆续发现类似病例。后于1959年 Adams 等报道了几例病例报道，报道标题为"脑桥中央髓鞘溶解症"。从此，该病逐渐进入临床医师视野并逐渐有同类病例被发现。

该病的确切病因及发病机制尚未完全明确，但在临床工作中常发现，多数病人有严重基础疾病，最常见慢性酒精中毒。同时在肝移植、Wernicke 脑病（一种因长期酗酒等导致维生素 B_1 缺乏所致的神经系统代谢性疾病）、肾衰竭透析病人也可见到。同时电解质紊乱和脱水在该病的发病中的作用也逐渐收到关注。常见于快速纠正低钠血症或脱水病人快速补液；目前大多数专家也认为高钠血症纠正时速度过快也会发生同样的病理生理损害。

该病常常为散发，各年龄段均可能出现，无性别差异。常常表现为突发锥体束病变，如突发四肢瘫痪，咀嚼、吞咽及语言障碍，部分可有眼球震颤等。常常以声音嘶哑及发音困难为首发表现。但病变较小时常可能无相关症状，且部分交大病变也无上述特征性表现。临床也有表现为构音障碍、共济失调等非特异性表现起病的病例。

典型表现如下。

（1）脑桥受损症状：起病急，患者首发症状常为声音嘶哑、发音困难，也可见眼球震颤、眼球协同运动障碍、眼球凝视障碍，进一步加重可出现缄默症和四肢瘫，主要表现为上肢症状重于下肢，而感觉、理解能力相对完整，最终发展成为闭锁综合征，可通过眼球活动示意。

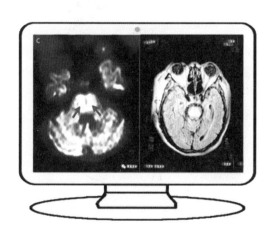

（2）脑桥外受损症状：以脑桥外结构受损为临床表现的病例约占10%，主要表现为行为异常、共济失调、视野缺损、帕金森综合征、手足徐动、肌张力障碍等。

在头颅影像学检查中，头颅 CT 有时可显示脑桥或脑桥外病灶，但常常是阴性，所以一般不作为首选检查，除非患者不能进行头颅磁共振检查时可以考虑。头颅磁共振目前是最为敏感的辅助检查手段，其特征性表现是脑桥基底部蝙蝠翅病灶，呈对称性分布高信号，无增强效应。但该病的头颅磁共振病灶出现可能滞后于临床表现，通常在发病后的 1~2 周才显示病灶，甚至部分可滞后数周。

故临床上出现慢性酒精中毒、严重全身疾病及低钠血症过快纠正的患者出现突发四肢弛缓性瘫痪、假性延髓麻痹，短时间内进展为闭锁综合征的，应高度怀疑该病。

该病目前尚无有效治疗方案，治疗上主要是以在积极治疗原发病的基础上对症支持治疗为主，急性期可应用利尿剂、脱水药治疗，大剂量糖皮质激素治疗对该病治疗可能有效。故而在纠正低钠血症时，应缓慢进行，不用高渗盐水，必须使用时应是血钠升高水平不超过每天 10mmol/L。对于慢性酒精中毒病人应戒酒并补充维生素 B_1。

该病预后不良，大多数患者不可治愈，且预后较差；即使生存下来，也会有明显的神经功能障碍。其不良预后多与原发疾病及治疗过程中出现的并发症有关，与病变的大小、急性期神经功能缺失的严重程度似乎关系不大。

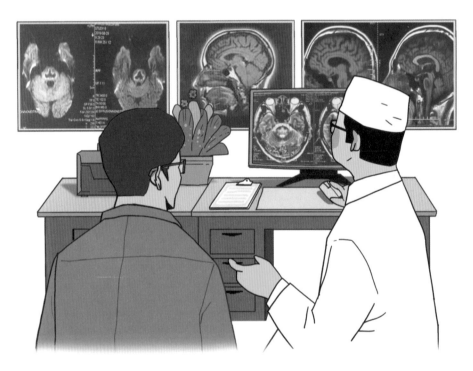